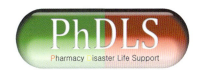

災害薬事
標準テキスト

監 修

一般社団法人 日本集団災害医学会

編 集

東京医科歯科大学大学院
救急災害医学　教授　　大友 康裕

ぱーそん書房

執筆者一覧

■監　修

一般社団法人日本集団災害医学会

■編　集

大友　康裕（東京医科歯科大学大学院医歯学総合研究科救急災害医学　教授）

■執筆者（執筆順）

大友　康裕（東京医科歯科大学大学院医歯学総合研究科救急災害医学　教授）

本間　正人（鳥取大学医学部救急災害医学　教授）

渡邉　暁洋（日本医科大学千葉北総病院薬剤部　係長）

井原　則之（社会医療法人近森会近森病院救命救急センター　救急科長）

西澤　健司（東邦大学医療センター大森病院薬剤部　部長）

名倉　弘哲（岡山大学大学院医歯薬学総合研究科救急薬学　教授）

● 監修の序 ●

　日本における災害医療は、阪神・淡路大震災以降、体制整備がなされ多くの医療職の関与が求められるようになってきています。その中でも医療提供にあたり重要な位置を占めるのが、医薬品供給体制の在り方や、薬事関連業務の在り方です。日本集団災害医学会では、災害医療におけるさまざまな標準化トレーニングコースを開催していますが、災害時における薬事対応コースとして、災害薬事研修：PhDLS (Pharmacy disaster Life Support) を開発し、コース開催して参りました。災害医療においては多くの職種と連携し協働することが必要とされます。その際、効率的・効果的に働くためには、共通言語 (理念・知識・標準手順) が求められます。PhDLS には、薬事対応特有の教育内容が含まれるのみでなく、DMAT (Disaster Medical Assistance Team) などの医療チーム、消防・警察職員を対象とした多数傷病者対応 MCLS (Mass Casualty Life Support) コースなどとも共通の教育内容も含まれており、組織を超えた整合性も図られております。

　PhDLS の教育内容は、薬事にかかわるすべての者が対象者であり、災害医療の導入コースとしてご活用頂けたら幸いです。PhDLS は 2016 年からコース開催を重ね、薬剤師だけでなく医師、看護師、他の医療スタッフ、行政職員、卸業者など医療者から、非医療者まで幅広く受講頂き好評を得ております。全国の皆様から、各地域での開催要望の声だけでなく、テキストの必要性のお声を頂き、PhDLS 運営委員会のコアメンバーにて本書を編集・執筆致しました。災害医療の基本対応や薬事関連対応などより多くの方に購読して頂き、災害時における医薬品供給から薬物治療の対応能力の向上、医療チームにおける多職種連携力の向上、そして、薬事に平時にはかかわりの少ない方にも知識として持ち合わせて頂き、災害医療の底上げに寄与することを願っております。

　平成 29 年 7 月吉日

日本集団災害医学会　代表理事

小井土　雄一

● 緒　言 ●

　東日本大震災では、多くの医療関係者が被災者の医療等に尽力した。従来備えていた災害医療体制が機能したと評価できる部分がある一方、多くの新しい課題が教訓として挙げられた。広範囲にわたる被害により、ライフラインの途絶や燃料の不足、医薬品等の物資の供給不足などにより、多くの医療機関で長期的に診療機能が低下した。さらに最大42万人に及ぶ避難者は、過酷な環境の中での生活を余儀なくされ、十分な保健医療・公衆衛生的対応がとられず、残念ながら多数の災害関連死を招くこととなった。

　そのような中で、全国から薬剤師が被災地に赴き、献身的に医療支援等の活動を長期間にわたり提供した。その経験から、大災害時の薬剤師の必要性が、改めて認識された。

　現在、災害医療における研修は、DMAT ほかの医療救護班向けのもの、および日本集団災害医学会が多職種向けとして全国各地で開催している MCLS など、系統的研修が展開されている。しかしながら薬剤師の分野では対応は遅れているのが現状である。前述のように災害医療の現場での薬剤師の存在意義は大きく認められつつあり、その要請に応えられるよう、災害医療に強い薬剤師の育成は必須である。このため、日本集団災害医学会では、災害薬事研修会 (Pharmacy Disaster Life Support；PhDLS) を開発した。2014年12月から試行コースを開催し、10回の試行コースを経て、2015年7月より正規コースを開催している。

　薬剤師は、平時は医師からの処方箋の発行を待って施薬するという、やや受け身の業務を行っている。しかし災害時は、医療ニーズに対して、提供できる医療者が不足している状況である。このため、薬剤師には薬剤師としての専門性を発揮するとともに、一医療者としての活躍も期待して、コースでは災害時の保健医療・公衆衛生活動の内容および他の医療従事者の業務負担軽減につながる災害薬事トリアージを取り入れた。災害薬事トリアージを実施する際、患者のフィジカルアセスメントを実施する必要がある。2006年より薬学部6年制課程が導入されて、大学教育でもフィジカルアセスメント技術習得教育が実施されていることから、コースでもこの内容を入れた。

　PhDLS コースで、災害時に適切に活動できる知識・技能を有する薬剤師を、できるだけ多く養成し、実災害発生時に活躍して頂くことを期待している。

大友　康裕

目　次

1 災害時における薬剤師の必要性と役割 ————————（大友康裕）　1

1．東日本大震災で得た新たな教訓 ……………………………………………… 1
　　1）東日本大震災での災害医療対応　1
　　2）新たな防ぎえる災害死　1
2．大災害時における薬剤師の必要性 …………………………………………… 4
　　1）災害時の公衆衛生的対応　4
　　2）薬剤師の役割　4
3．PhDLS コースでの獲得目標と日本集団災害医学会災害医療認定薬剤師……… 7

2 災害医療の原則 ——————————————————（本間正人）　9

1．救急医療と災害医療の違い …………………………………………………… 9
2．災害医療の原則 ………………………………………………………………… 9
3．メディカル・マネジメント（医療管理）……………………………………… 10
　　1）C：Command & Control［指揮と統制（連携、連絡・調整）］　10
　　2）S：Safety（安全）　11
　　3）C：Communication（情報伝達）　11
　　4）A：Assessment（評価）　12
4．メディカル・サポート（医療支援）…………………………………………… 12
　　1）T：Triage（トリアージ）　12
　　2）T：Treatment（治療）　13
　　3）T：Transport（搬送）　13

3 災害薬事支援の原則 ————————————————（渡邉暁洋）　14

1．Pharmaceutical Triage（災害薬事トリアージ）……………………………… 14
2．Preparation（準備）…………………………………………………………… 15
3．Provide Medicines（医薬品供給・調剤）…………………………………… 16

4 災害薬事トリアージとフィジカルアセスメント ———（井原則之）　17

1．災害薬事トリアージの概要 …………………………………………………… 17
2．災害薬事トリアージの 1 つとしての問診 …………………………………… 17
　　1）自覚症状の聴取：LQQTSFA　18

2）社会的情報についての問診　18

3）既往歴・服薬歴・アレルギー歴　18

3．フィジカルアセスメント··19

1）意識の評価「意識レベル」　19

2）呼吸の評価　20

3）循環の評価　22

4）体温　22

4．災害薬事トリアージ··23

5　災害における医薬品供給 ─────────────（西澤健司）26

1．災害時の医薬品供給··26

1）発災後3日まで（超急性期）　26

2）発災後3〜7日頃（急性期）　28

2．災害時の集積所の役割（保管と仕分け）·······················30

3．災害時のロジスティックで考える医薬品供給················31

4．情報断絶のときの「プッシュ型供給」······························32

6　災害時、薬事関連通知（規制緩和）─────────（名倉弘哲）33

1．大規模災害時の処方箋および調剤について····················33

2．調剤を行う場所について···36

3．医薬品医療機器の融通について·······································37

4．診療報酬の取り扱いについて···38

5．被災地での医療費患者負担について································39

6．医療用麻薬の取り扱いに関する東日本大震災の際の特例について············40

7　避難所での情報収集と医療救護班との連携 ───────（井原則之）43

1．避難所での情報収集（アセスメント）······························43

1）避難所を評価するキーワード　43

2）PHARMACIST　44

2．避難所での薬剤師の役割··48

1）避難所における薬剤師活動　49

3．避難所における医療救護班との連携································50

4．避難所における多数の支援団体との連携·························51

8　わが国の災害医療体制 ──────────────（本間正人）52

1．わが国の災害対策関連法体系···52

1）災害対策基本法　52

2）災害救助法　52

２．阪神・淡路大震災以降の災害医療に関する国の取り組み ……………………54

３．厚生労働省局長通知 ………………………………………………………………54

４．厚生労働省防災業務計画 …………………………………………………………55

　　　１）災害拠点病院　55

　　　２）広域災害・救急医療情報システム（EMIS）　55

　　　３）DMAT　56

　　　４）医療搬送　58

　　　５）災害医療コーディネーター　58

　　　６）医薬品などの安定供給の確保　58

５．地域公共団体の取り組み …………………………………………………………59

附録　薬事関連における災害対応通知一覧 ──────────── 61

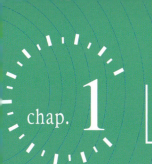

災害時における薬剤師の必要性と役割

1 東日本大震災で得た新たな教訓

1 東日本大震災での災害医療対応

　わが国の災害医療体制は、「阪神・淡路大震災を契機とした災害医療体制の在り方に関する研究会(平成7年度厚生科学研究)」の報告をもとに、1996(平成8)年5月の厚生省健康政策局長通知「災害時における初期救急医療体制の充実強化について」によって、災害拠点病院の整備、広域災害・救急医療情報システム(Emergency Medical Information System；EMIS)の整備が進められ、さらに2004(平成16)年から、災害派遣医療チーム(Disaster Medical Assistance Team；DMAT)の整備が行われてきた。2011(平成23)年3月11日に発生した東日本大震災においては、多くの医療関係者が被災者の医療等に尽力した。災害発生直後からEMISが活用され、DMATが47都道府県から岩手県・宮城県・福島県・茨城県へ派遣され、383チーム、1,852名の隊員が12日間にわたって活動し、被災地域内病院の診療支援や情報の発信、ドクターヘリや救急車による域内搬送、自衛隊機による広域医療搬送、津波で孤立した病院の入院患者の救出活動や応急処置などを実施。ドクターヘリが16道府県から16機出動し、140名以上の患者が搬送された。また、被災地の診療拠点として、多くの災害拠点病院が診療機能を維持し、患者を受け入れた。

　しかしながら、東日本大震災ではいくつかの新しい課題が判明した。津波災害による死者・行方不明者が多く、阪神・淡路大震災のような外傷傷病者への救命医療ニーズが少なかった。その一方で、東北地方を中心とした広範囲にわたる被害により、ライフラインの途絶や燃料の不足、医薬品等の物資の供給不足などにより、多くの医療機関で診療機能が低下した。さらに最大42万人に及ぶ避難者は、過酷な環境の中での生活を余儀なくされ、十分な保健医療・公衆衛生的対応がとられず、残念ながら後述する多数の災害関連死を招くこととなった。このため、東日本大震災で新たに認識された災害医療に係る諸課題について検討を行うことを目的に、厚生労働省「災害医療等のあり方に関する検討会」が2011(平成23)年7月に設置された。この検討会報告書[1]に基づき、2012(平成24)年3月に厚生労働省医政局長通知「災害時における医療体制の充実強化について」が発出され、全国都道府県の災害医療体制整備の指針が示された。

2 新たな防ぎえる災害死

a．防ぎえた災害死被災地内病院調査

　厚生労働科学研究「防ぎ得る災害死の評価手法について個々の死亡症例検証に関する研究」(小井土研究班大友分担研究)では、岩手県および宮城県の被災地内病院40施設をすべて訪問し、

□✓

項目	内容
氏名	
病院名	
ID	
性別	男性
年齢	67
受診日	2011/3/15
死亡日	2013/3/18
入院外来区別	□外来 ☒入院
死亡診断・死亡確認時間	2:29
主病名	低体温症
直接死因	低体温症
死因分類	8.その他
震災との関連	☒有り □疑い □無し
死亡診断書・検案書	死亡診断書
死因の発生場所	その他
防ぎ得た死	である　防ぎ得た死の発生場所 病院前

診療経過メモ　津波後に生じた山火事により避難を強いられた。その際、寒気によって低体温となった。入院後、低体温、低血糖改善せず死亡した。

何をすれば死が防げたか？　集中治療ができれば

何をすれば死が防げたか？リスト
- ☒捜索・救出・救助の遅れ
- □予防・啓発・啓蒙の欠如
- ☒常用薬の中断
- ☒医療介入の遅れ
- □医療者による入院判断の遅れ
- □搬送手段の不足（要入院患者）
- ☒避難所の環境／居住環境悪化
- □慢性疾患（慢性腎不全・呼吸不全等）治療の中断
- □災害弱者（避難行動要支援者）対応の不備
- □人的資源不足
- □医療物資不足
- □不十分な診療
- □ライフラインの途絶
- □食料の不足
- □延命治療の縮小
- □域外搬送が行われれば
- □域内搬送が行われれば

調査日　2013/10/31

□✓

項目	内容
氏名	
病院名	
ID	
性別	女性
年齢	89
受診日	2011/03/22
死亡日	2011/03/24
入院外来区別	□外来 ☒入院
死亡診断・死亡確認時間	1:21:00
主病名	DKA
直接死因	右下肢壊死
死因分類	1.病死及び自然死
震災との関連	☒有り □疑い □無し
死亡診断書・検案書	死亡診断書
死因の発生場所	その他
防ぎ得た死	である　防ぎ得た死の発生場所 病院前

診療経過メモ　DMの既往があり。津波で薬は全て流されました。震災後はインスリン使用できず。脱水とDKAで入院。その影響もあり下肢虚血あり壊死発症。

何をすれば死が防げたか？　早期に医療が介入できていれば

何をすれば死が防げたか？リスト
- ☒捜索・救出・救助の遅れ
- □予防・啓発・啓蒙の欠如
- ☒常用薬の中断
- ☒医療介入の遅れ
- □医療者による入院判断の遅れ
- □搬送手段の不足（要入院患者）
- □避難所の環境／居住環境悪化
- □慢性疾患（慢性腎不全・呼吸不全等）治療の中断
- □災害弱者（避難行動要支援者）対応の不備
- □人的資源不足
- □医療物資不足
- □不十分な診療
- □ライフラインの途絶
- □食料の不足
- □延命治療の縮小
- □域外搬送が行われれば
- □域内搬送が行われれば

調査日　2013/07/31

図1■厚生労働科学研究「防ぎ得る災害死の評価手法について　個々の死亡症例検証に関する研究」

2011（平成23）年3月11〜31日に死亡した全1,006症例のカルテを閲覧した。死亡患者の診療録に基づきデータベースを作成し、災害医療の経験豊富な医師10名による協議の結果、防ぎえた災害死は141例（14.0%）と判定された。防ぎえた災害死の原因として、医療物資不足、**常備医薬品の不足**、医療介入の遅れ、ライフラインの途絶、避難所の環境／居住環境悪化、が多くを占めた[2]（図1）。

b．新たな防ぎえる災害死

　このように、東日本大震災では急性期以降の災害医療に関して、大きな課題を残した。**表1**に阪神・淡路大震災と東日本大震災の医療対応の比較を示す。阪神・淡路大震災では、災害超急性期に甚大な医療ニーズが発生したが、事前の計画をもたず、診療機能が大きくダウンした被災内病院で「竹槍医療」を余儀なくされた。一方、東日本大震災では、超急性期医療に対して災害拠点病院・DMATなどの事前計画に基づいた対応が展開されたが、亜急性期以降の医療対応に関しては、自治体自体の被災に加えて、十分な事前計画をもっていなかったことから、拡大した医療ニーズに対して、適切な医療を提供することができなかった。

　警察庁が発表している東日本大震災の死者・行方不明者数1万8,486名は、災害による直接の死亡者数であるが、一方で、復興庁が被災自治体を通じて集計している「災害関連死」は、2014（平成26）年3月末時点で3,086名にのぼっている[3]。震災関連死に関する検討会報告書[4]によると、死亡に至った原因の内訳は、多い順に
・避難所等における生活の肉体・精神的疲労（33%）
・避難所等への移動中の肉体・精神的疲労（21%）
・病院の機能停止（転院を含む）による既往症の増悪（15%）
・地震・津波のストレスによる肉体・精神的疲労（8%）
・病院の機能停止による初期治療の遅れ（5%）
・原発事故による肉体・精神的疲労（2%）
となっている。

　また死亡時の生活環境等区分別では、「病院、介護施設等」と「自宅等震災前と同じ居場所滞在中」がそれぞれ約3割、「避難所滞在中」が約1割となっており、自宅（在宅要介護者含む）での災害関連死発生が多かった。死亡の具体的原因の記述をみると、「冷たい床の上に薄い毛布1枚を敷く」「濡れた衣服のまま15日まで過ごした」「避難所で、狭いスペースに詰め込まれ、精神、体力的に疲労困憊の状態」「断水でトイレを心配し、水分を控えた」「配給はされたが、普段から軟らかいもの

表1 ■ 東日本大震災と阪神・淡路大震災の比較

	阪神・淡路大震災		東日本大震災	
超急性期医療	ニーズ甚大	竹槍医療で対応	ニーズ小	事前計画あり・硬直化した対応
亜急性期医療	ニーズ継続	事前計画多少あり・各現場の創意工夫で対応	ニーズ拡大（医療崩壊の延長）	行政機能の麻痺・被害甚大・支援充足まで遅延・各現場の創意工夫
慢性期医療	ニーズ継続		ニーズ継続	事前計画多少あり・新しい対応（JMAT、大学病院支援）の創設

を飲食していたので、飲食できる量が少なかった」「顆粒状の薬しか飲めないのに粒状の薬を処方されていた」「在宅介護をしていたが、ヘルパーも訪問看護師もこれなくなった」「病院は閉鎖のため自宅で療養を続ける」「避難先が決まらず玄関先で長時間待機」「避難所、親戚宅等を転々と避難」など、医療というよりも、生活環境、食料・医薬品などの健康管理の問題から死亡に至ったものである。ここに、新たな多くの防ぎえた災害死が存在していた。

2 大災害時における薬剤師の必要性

　前述の如く、東日本大震災では、インフラストラクチャーが崩壊し、被災地の医療の提供が困難になった。そのような中で、全国から薬剤師が被災地に赴き、献身的に医療支援等の活動を長期間にわたり提供した。その経験から、大災害時の薬剤師の必要性が改めて認識された。

■ 災害時の公衆衛生的対応

　東日本大震災では、被災地における保健医療・公衆衛生対応に多くの課題を残した。災害時の公衆衛生的対応には、以下の項目が挙げられる[5]。

　　　「感染症対策」
　　　「水衛生対策」
　　　「歯科口腔保健対策」
　　　「母子保健対策」
　　　「栄養対策」
　　　「高齢者対策」
　　　「福祉対策」
　　　「こころのケア」

　これら被災地内での公衆衛生的対応にも薬剤師の力が必要であり、災害医療支援活動に従事する薬剤師は、これら公衆衛生的対応について、一定の知識をもっておく必要がある。

■ 薬剤師の役割

大災害時の薬剤師の役割について、その活動場所ごとに具体的に記述する。

a．被災地内病院（医療支援活動）

・**外来通院患者への薬の調剤**：被災地内病院では、診療供給低下および増大する診療負荷に対して、通常診療を中止して対応する。一方、外来で定期的に処方薬をもらっている患者は、震災等での薬の紛失などから、薬を求めて病院に殺到する（図2-a）。忙殺されている医師の負担軽減のために、医師の処方箋なしに（厚生労働省から緊急措置として認められることが多い）薬剤師が単独で調剤する必要がある（図2-b）。

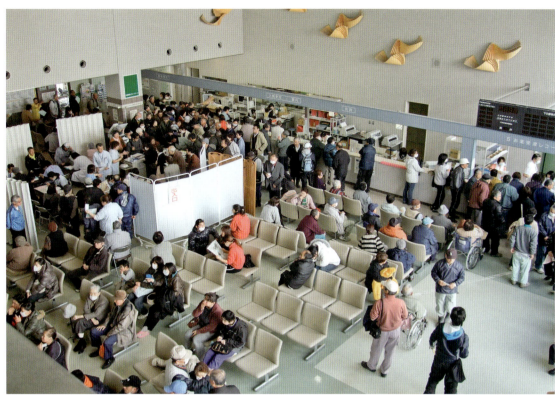

(写真提供:岩手県立大船渡病院 元薬剤科長 田村満博氏 2011年3月14日)

図2-a 被災地内医療機関で薬を求めて殺到する患者

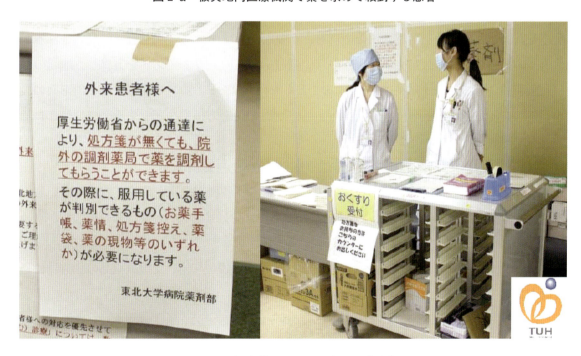

図2-b 処方箋なしでも調剤する薬剤師

- **入院・救急患者対応のための医薬品確保**:備蓄医薬品の確認、薬剤使用制限、卸との連絡、地域医療機関・地域薬剤師会との連携などにより、診療継続に必要な医薬品を確保することが求められる。
- **緊急医療救護所(東京都)での災害薬事トリアージ**:災害拠点病院前に設置される緊急医療救護所は、病院が重症患者診療に専念できるよう、軽症患者診療を担う。その際、薬剤師による災害

薬事トリアージ(本編で詳述)も期待されている。病院で勤務する薬剤師の業務量が急増することから、外部からの薬剤師の支援が必要となる。

ｂ．医療救護所(医療支援活動)

避難所等に設置される医療救護所での薬剤師の活動は以下のような例が挙げられる。

・**医薬品等の調達・保管・管理**：避難所を設置する責任は、地域の市町村などの基礎自治体にある。事前に計画をもっているところでは、避難所に必要な医薬品を備蓄している。また、地元薬剤師会や薬局のネットワークで医薬品を調達する。必要な医薬品を調達するとともに、その保管場所を確保し管理をする。

・**調剤**：臨時の調剤場所(災害時の特例が認められる)を確保し調剤を実施する。

・**薬事カウンターでの災害薬事トリアージおよび服薬指導**：調剤した薬剤の服薬指導とともに、災害薬事トリアージ(本編で詳述)によって、医療救護班の負担を軽減する。

※被災地内病院・医療救護所では、医師も限られた薬で対応せざるを得ない。日頃、使い慣れていない薬を患者に処方する医師にとって、**種類の識別・代替薬の提案**など、薬剤師による有用な活動が期待される。

ｃ．避難所(保健・公衆衛生活動)

前述した関連死の急増を回避するためにも、重要な活動場所である。避難所に設置される医療救護所での活動以外に、公衆衛生の観点から、避難所の環境アセスメントを実施し、地元の保健所・保健師・医療救護班と協働して活動することも求められる。トイレ管理のための消毒薬の設置やOTC(over the counter)薬(一般用医薬品・大衆薬)の使い方指導なども薬剤師に期待される。

ｄ．医薬品集積所(医薬品整理仕分け・供給活動)

大災害時には大量の支援物資が被災地に送られてくる。各種支援物資の中に埋もれている医薬品のさまざまな商品名・一般名の医薬品を、薬効ごとに仕分けするには、薬剤師の専門性が求められる(**図3**)。

しかし、これは、本来は避けられるべきである。東日本大震災でも、支援医薬品の仕分けに膨大な時間と労力を要し、被災地内倉庫には大量に薬剤が届いているにもかかわらず、肝心の避難生活者には、必要な医薬品が届かないという事態が長期化した。一方、通常の卸を通じた医薬品の被災地への供給は、広範な被害地域であったにもかかわらず、発災3日後から復旧したとのことである。支援医薬品を一方的に被災地に送ることは、却って被災地への労力負担を生むことになることから、「3日分の医薬品備蓄と卸を通じた供給」を標準とするべきである。

薬剤師の災害時の活動は、薬剤師単独では成立しない。防災基本計画や地域防災計画などの災害医療体制を正しく知ったうえで、ほかの医療職種や行政関係者の活動内容を承知しておく必要がある。そのうえで災害時の共通対応(CSCA)をしっかりと習得し、医療救護班の一員として、または薬剤師支援チームとして、他職種と有機的に連携し、薬剤師としての活動(PPP)(後述)を展

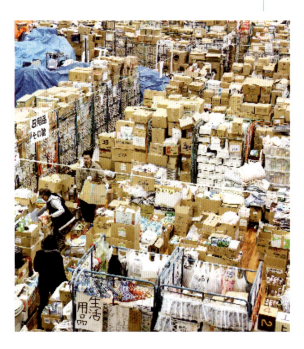

図3■災害支援物資

開することが求められる。

3 PhDLSコースでの獲得目標と日本集団災害医学会災害医療認定薬剤師

上述の災害時の薬剤師としての活動を的確に遂行できるために、コースでの獲得目標を以下に定めている。

1．災害対応の原則・共通言語を習得する。
2．わが国の災害医療体制の概要を理解する。
3．災害時の薬事の基礎(医薬品流通、法的特例措置など)を習得する。
4．災害時薬事対応原則のPPP(Pharmaceutical Triage, Preparation, Provide Medicines)を理解し実践する。
5．薬事トリアージを理解し実践できる。
6．救護所での薬剤師として情報収集と初動ができる。
7．医療救護班(医師、看護師)や他職種と連携できる。

また、日本集団災害医学会では、災害時に適切に活動できる知識・技能を有する薬剤師を災害医療認定薬剤師(Certified Pharmacist for Disaster Medicine)として2016(平成28)年2月から認定を開始している。資格要件に関しては、表2に示す。

(大友康裕)

表2■日本集団災害医学会 災害医療認定薬剤師 資格要件

Ⅰ. 本邦において**薬剤師免許**を有し、薬剤師として優れた人材および、**災害医療に関する見識**を備えていること

Ⅱ. 薬剤師として**実務経験**を有し、かつ**災害医療に関する研修**を受けている、または実災害(委員会が認めるもの)対応経験を有すること

Ⅲ. 申請時に、本学会の正会員であり**会員歴が2年以上**あり、かつ会費2年分を完納していること

Ⅳ. 申請時に、
    1. 日本病院薬剤師会生涯研修履修認定薬剤師、日本医療薬学会認定薬剤師、日本薬剤師会生涯学習支援システム(JPAJS)レベル5以上、薬剤師認定制度認証機構により認証された認定薬剤師
    または
    2. 災害医療認定薬剤師制度委員会の認める実務経験をもつ薬剤師
    であること

Ⅴ. 申請時に、**災害薬事研修(PhDLS)コース世話人**であること、または **PhDLS コースインストラクターかつ実災害対応経験(委員会が認めるもの)** を有すること

■ 文献

1) 厚生労働省:災害医療等のあり方に関する検討会報告書. 平成23年10月.
2) Yamanouchi S, Sasaki H, Kondo H, et al:Survey of preventable disaster deaths at medical institutions in areas affected by the Great East Japan Earthquake;retrospective survey of medical institutions in Miyagi Prefecture. Prehosp Disaster Med 32(5):1-8, 2017.
3) 復興庁:東日本大震災における災害関連死の死者数. 平成26年3月31日.
4) 復興庁:東日本大震災における震災関連死に関する報告. 震災関連死に関する検討会, 平成24年8月21日.
5) 国井 修(編著):災害時の公衆衛生;私たちにできること. 南山堂, 東京, 2012.

chap.2 災害医療の原則

1 救急医療と災害医療の違い

　救急医療と災害医療の違いは、図4で示されるように医療資源と治療対象の関係で示される。救急医療は治療対象より医療資源が上回っている状態で、1人の患者に多くの医療資源を投入することが可能である。一方、この関係が逆転するのが災害医療で、治療対象が医療資源を上回っており、すべての患者に対して均等に医療資源を投入できない。したがって、医療を必要としてかつ効果があると見込まれるものに対してのみ多くの医療資源が投入され、医療を必要としない軽症者や救命が困難な患者には医療資源が投入されないことになる。このように、災害時には限られた医療資源で最大多数の傷病者に最善を尽くすことが求められ、この医療資源の分配を決める行為は「トリアージ」と呼ばれる。

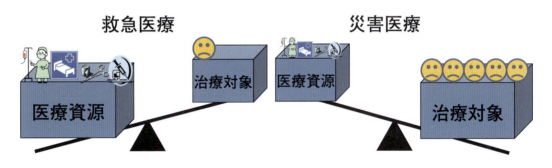

図4■救急医療と災害医療の相違

2 災害医療の原則

　英国の標準的教育プログラムである MIMMS(Major Incident Medical Management and Support)によると、いずれの災害に対するアプローチも単一のコンセプトによって行える。このコンセプトがCSCATTT（シー・エス・シー・エー・ティー・ティー・ティー）である（図5）。
　CSCA をメディカル・マネジメント（医療管理）、TTT をメディカル・サポート（医療支援）と呼び、CSCA が確立してから TTT を行うことが強調されている。
　PhDLS では TTT の代わりに PPP として CSCAPPP を災害時の薬事おける基本コンセプトとしている（図6）（詳細は「3．災害薬事支援の原則」、14頁参照）。

C : Command & Control	指揮と連携	
S : Safety	安全	Medical
C : Communication	情報伝達	Management
A : Assessment	評価	

T : Triage	トリアージ	
T : Treatment	治療	Medical
T : Transport	搬送	Support

図5■CSCA TTT
（英国 MIMMS®（Major Incident Medical Management and Support）を改変して引用）

C : Command & Control	指揮と連携	
S : Safety	安全	Medical
C : Communication	情報伝達	Management
A : Assessment	評価	

P : Pharmaceutical Triage	災害薬事トリアージ	
P : Preparation	準備	Pharmaceutical
P : Provide Medicines	供給・調剤	Support

図6■CSCA PPP

3 メディカル・マネジメント（医療管理）

1 C：Command & Control［指揮と統制（連携、連絡・調整）］

　組織的な活動を行うためには、各機関内でのタテの指揮命令系統と関係各機関の各レベルでのヨコの連携の確立が必要である。組織内のタテの指揮命令系統を Command（コマンド）と呼び、各組織がそれぞれ有している。一方、組織間のヨコの命令系統を Control（コントロール）という。各組織の指揮は、各階層により行われる（**図7**）。英国では、災害が発生すると警察が他組織に対する強い命令権限を有しているため「統制」という用語が用いられる。日本においては、警察が消防を、消防が警察を「統制」することは通常ないため、Control を「連携」や「連絡・調整」と理解した方が現実に即していると考えられる。他機関への Control は通常、同じ階層で行われ、他組織の他階層への Control は行われない。

　災害時には、指揮命令系統が途絶することもある。そのような場合でも円滑な活動が可能なように、災害緊急時の現場責任者の権限について事前に取り決めをしておく必要がある。

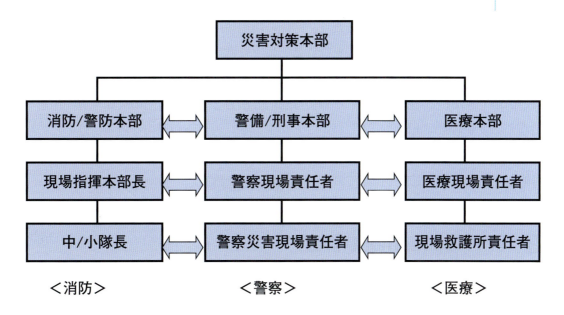

図7■Command & Control：指揮命令・統制*
*わが国では、連携、連絡・調整と訳すことが現実に即していると考えられる。

2　S：Safety（安全）

　活動において安全が第一優先されることは言うまでもない。特に、災害時にはさまざまな危険のもとでの活動を余儀なくされるため安全への配慮が必要となる。「安全の3S」といわれるとおり、1：自分（self）、2：現場（scene）、3：傷病者（survivor）、の順に安全を確保する（図8）。安全確保の方法としては、①危険を察知すること、そのために情報収集すること、②危険に対応できる装備をすること、③危険を察知して目印を付けたり、安全区域と危険区域を明確にすること（ゾーニング）、④緊急の場合の連絡手段（笛、合図、無線など）、を統一し周知すること、などが挙げられる。

1：自分（self）
2：現場（scene）
3：傷病者（survivor）

図8■安全の3S

3　C：Communication（情報伝達）

　災害時には情報伝達の混乱が生じやすく、「大規模事故/災害時対応で失敗する原因で最も多いのは、情報伝達の不備である」ともいわれている。指揮命令や安全にとっても情報伝達は重要である。情報伝達が混乱していると、本部から末端への命令が伝わらず指揮命令系統の確立は不可能であるし、他機関との連携も困難となる。危険に関する情報が周知できないと安全な活動は困難となる。

　情報伝達の障害の原因としては、①情報基盤の障害、②情報伝達機器の取り扱い方法の習熟不足、③不適切な通信方法、などがある。情報基盤の障害としては、災害による停電や断線により電

話やインターネットが使用不能になったり、回線の使用頻度の急激な増加により輻輳が発生したり、輻輳を防止するために回線の制限を行うことにより携帯電話が使用困難となる。情報伝達機器の取り扱い方法の習熟不足としては、衛星携帯電話や無線機の取り扱いに日頃使い慣れていないため通信ができないことが生じる。不適切な通信方法としては、復唱の欠如や専門用語や略号の使用などにより情報が正確に伝達しないことが生じる。災害時の適切な情報伝達のためには、災害に強い通信基盤を確立しておくこと、複数の通信手段をもつこと、災害時にも円滑に情報通信が可能なように十分な訓練を行っておくことが不可欠である。

4 A：Assessment（評価）

集められた情報を分析し、活動方針を立てる一連の活動を評価という。災害時にはさまざまな情報が流れるが、それらを集約し、精査し、正確な情報に基づいて活動方針を立てる必要がある。情報の断片を information、精査された情報を intelligence ともいう。評価に用いるべき情報は intelligence である。特定の目標を達成するために、長期的視野と複合思考でつくられた活動方針を戦略、その戦略を実行するためにそれぞれ行う作戦を戦術という。実際に行った活動を評価し、修正し、再計画して、再実施するいわゆる PDCA サイクルを繰り返すことが求められる。

4 メディカル・サポート（医療支援）

1 T：Triage（トリアージ）

医療資源が限られる災害時に、最大多数の傷病者に最善の医療を提供するため、限られた人的・物的資源を最大限に活用し、傷病の緊急度や重症度を迅速に評価し、治療や搬送の優先順位決定を行うことをトリアージという。

具体的には緊急度・重症度を大まかに類型化し、順位づけの一助としている。具体的な方法としては、大雑把にカテゴリーを分ける一次トリアージと、カテゴリーに分けられた群内でさらに精度を上げる二次トリアージに分けられる。わが国では、カテゴリーとしては赤、黄、緑、黒に分ける（図9）。一次トリアージの具体的な方法として、START法（変法）がよく用いられる（図10）。

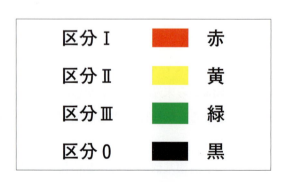

図9■各区分のカテゴリー

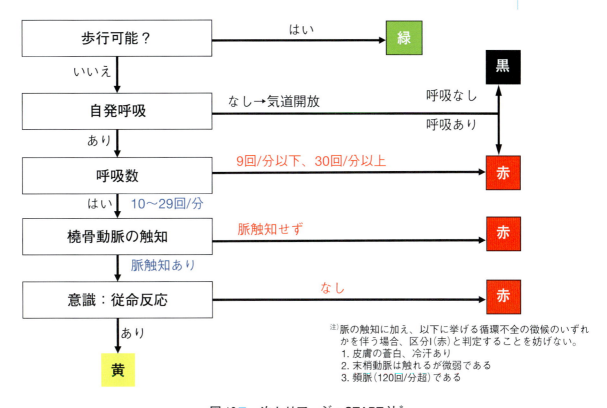

図10 ■ 一次トリアージ：START法[*]
([*]：厳密にはSTART変法であり、原法とは異なる)

2　T：Treatment（治療）

　災害時の治療は、安定化治療（処置）と根本治療に大別される。安定化治療（処置）とは、A（気道）・B（呼吸）・C（循環）、の安定化に必要な治療（処置）であり、根本治療は、手術、塞栓術、透析療法、集中治療など設備の整った病院で行える治療である。できるだけ早期に根本治療を行うことが救命への鍵であるが、災害時には被災地内の病院では根本治療が困難で、搬送にも時間がかかるため安定化治療（処置）を行いつつ病院へ搬送する必要がある。

3　T：Transport（搬送）

　災害時には適切な搬送が生死を分ける。適切な搬送のためには、①搬送される患者の情報、②搬送手段の情報、③搬送先の情報、④搬送中の医療の提供の情報（必要資器材や介助医療班）、の調整が必要となる。搬送手段としては陸路（救急車、ドクターカーなど）・空路（ヘリコプター、固定翼など）・海路（船舶など）がある。搬送中も絶えず医療の継続が不可欠である。

（本間正人）

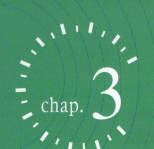

chap. 3 災害薬事支援の原則

● はじめに

ここでは、災害の薬事関連における考え方、体系的な支援活動に必要な項目、支援業務について述べる。

災害支援における体系的対応に必要な項目は前述のとおりで、医療支援を行う前にはMedical managementを確立する必要がある。その後、各種支援活動における具体的な内容を体系的に考えていく必要がある。Medical supportにおいては3T（T：triage, T：treatment, T：trasportation）である。一方、薬事関連では同様に考えると3Pとして考えることができる。3つのPとは、P：pharmaceutical triage, P：prepararation, P：provide medicinesと分けることができる（図11）。それぞれを確立することで災害時における災害薬事支援を行うことができ、効果的な災害医療支援につながり、最終的には被災者への健康維持はもちろんのこと、被災地内のすべての人々の保健支援へ貢献できると考える。災害時には非常に限られた人員、薬剤、医療材料、医療機器などの中で活動を行い、より多くの方々へ医療を提供する必要がある。その具体的内容を以下に述べる。

T：Triage	トリアージ	Medical Support
T：Treatment	治療	
T：Transport	搬送	

P：Pharmaceutical Triage	災害薬事トリアージ	Pharmaceutical Support
P：Preparation	準備	
P：Provide Medicines	供給・調剤	

（英国 MIMMS®（Major Incident Medical Management and Support）を一部改変して引用）

図11 ■ "3P"と"3T"

1 Pharmaceutical Triage（災害薬事トリアージ）（表3）

PhDLSのコースでは、災害薬事トリアージは、人へのトリアージと医薬品のトリアージの2面がある。人へのトリアージは災害時に限られた薬剤を、生命や予後に関係のある患者に与えるために緊急度・優先度を判断すること、あるいはそのために選別することと定義づけをしている。また、医薬品へのトリアージとしては、限られた薬剤資源を有効に活用するために、備蓄あるいは支援された薬剤を選別することを含み、それぞれ支援活動の形態や支援場所によって必要な医薬品の必要性を選別するとしている。具体的な内容は次項を参照頂きたい。

表3 ■ Pharmaceutical Triage

Pharmaceutical Triage	Pharmaceutical Triage：薬
■ 緊急を要する患者の選別 ・どの患者に ・なんの薬を ・服用薬剤の把握（お薬手帳・問診） ■ 緊急に必要な薬剤の選別 ・種類 ・投与量	■ 処方薬：種類 ・限られた携行・備蓄医薬品での対応：代替薬、OTC薬など ■ 処方日数：量 ・在庫量あるいは供給見込み量を勘案 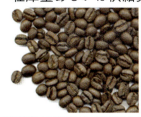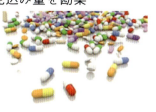

（OTC：一般用医薬品、大衆薬）

2 Preparation（準備）

　災害時には平時と同様の環境下で活動を行うことは困難であり、設備的被害、人的被害、物的被害などの中、薬物治療の開始・継続、医薬品の安定供給をしていく必要がある。準備においては、場所の確保、人員の確保、医薬品、調剤機器の確保などをし、処方支援、処方箋発行支援、在庫医薬品のリスト化などを行っていく必要がある。さらには、環境を整えるだけでなく、調剤時には調剤上の工夫、薬剤使用者への安全確保として患者情報収集（服薬歴、アレルギー歴、予防接種歴、禁忌、妊婦、授乳婦など）、服薬管理状況などをしっかりと行うことが必要である。避難所などでは、生活支援や服薬支援などが行えずに健康被害へとつながる事例も報告されている。患者の手元に薬を渡すだけでなく、患者がきちんと生活でき、服薬でき、治療が効果的に行われるように支援を行う必要がある。近年ではモバイルファーマシーを導入している薬剤師会（2016年7月現在

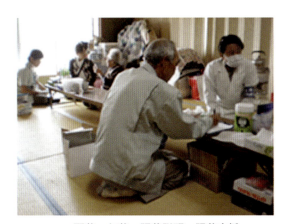

a：配薬・与薬、服薬説明・服薬支援

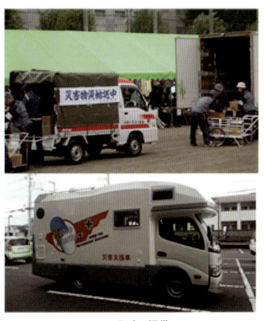

b：入手・提供

図12 ■ 医薬品供給の方法

では、宮城県、和歌山県、広島県、大分県で導入済み）もあり、調剤環境や医薬品供給に関しては大きく流れが変わろうとしている状況となってきている。

3 Provide Medicines（医薬品供給・調剤）

　さまざまな過去の災害時において薬事関連で問題となるものの1つとして必ず医薬品供給に関することが挙げられる。支援現場、被災者の声として医薬品の不足の問題、一方では支援医薬品の供給過多の問題、支援医薬品の管理供給体制の問題など多くの問題点が存在している。災害時には平時に供給されないような新たなところへも供給しなければならず、供給体制を確立することは医療支援活動を円滑に実施するためには非常に重要な項目の1つである。災害時に医薬品供給をすべきところとしては災害拠点病院、災害支援病院、一般病院、保健薬局、避難所、救護所、医療チームなど非常に多岐にわたっている。これらを"何を誰がどこにどのくらいどうやって供給するか"をコーディネートする必要がある。

　医療機関への供給体制としては備蓄医薬品、医薬品卸、調剤薬局の協力、県・保健所の災害対策本部への依頼などを考慮していく。地域への供給として、避難所、救護所、被災地内の自宅、患者自体の移動など医療へアクセスできる環境を支援する必要もある。それらを判断しマネジメントしていくためには、使用できる医薬品の在庫量の把握一覧表の作成、医薬品の種類・量・優先順位の決定、発注先・発注方法の確保、保管・管理体制の構築、輸送方法の確保が必要になってくる。

　そのためにはロジスティックス的な支援が必要であり、人の確保、搬送手段、決済方法、記録・報告など多くの実施しなければならない業務が生まれてくる。必要な支援であれば自衛隊の協力なども得てすべての被災者へしっかりと医療を提供できるように活動することが重要である。

　薬事にかかわる災害支援では、medical support をするためには土台となる medical management を確立し、それを実働につなげるためには、3Pを体系的に行っていく必要がある。臨床的支援はもちろんであるが、それだけでなく medical なロジスティック（メディカルロジスティックス）支援が医療支援を支える重要な活動の1つであることは間違いない。

〈渡邉暁洋〉

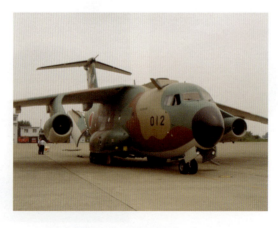

図13■東日本大震災時の3月19日
第2輸送航空隊 C-1×1機が岐阜から花巻へ救援物資（特殊ミルク）を輸送。

chap.**4** 災害薬事トリアージと
フィジカルアセスメント

●はじめに

　災害対応におけるトリアージとは、「最大多数の傷病者に最大限の対応を行うため、緊急度・重症度を判断して優先度を判断する」ものである。これは治療・搬送に関してのものであるが、薬剤処方についても同じようなことがいえ、これを災害薬事トリアージと呼称している。すなわち、「災害時の限られた薬剤量・処方に関するさまざまな制約の中で」「最大多数の傷病者に最大限の対応を行うため」「傷病者の緊急度・重症度・治療の要否を判断し」「薬剤処方における優先度を判断する」ことが災害薬事トリアージの定義である。

　フィジカルアセスメントとは、災害薬事トリアージを行う際に、トリアージの判断の一助として薬剤師が行う身体観察であり、具体的には意識の状態・呼吸状態や呼吸音聴診・脈拍数や血圧測定・体温測定などである。

1 災害薬事トリアージの概要

　薬剤師に求められる災害対応時の体系的な項目として「CSCA PPP」(10頁、**図6**参照)がある。この中でMedical Management(CSCA)に続き、「Pharmaceutical Support」として規定される最初の「P」として「Pharmaceutical Triage＝災害薬事トリアージ」がある。この災害薬事トリアージは、薬剤師にとって災害対応活動を行う際の知識・技術の1つとしてぜひ習得しておきたい。

　地震・津波などの大規模・広範囲な災害時には、START・PATトリアージで「赤」「黄」といった緊急度・重症度の高い傷病者が発生するだけではない。START・PATトリアージで「緑」であっても薬剤処方が必要な人や、避難所での特殊な生活環境において服薬指導を必要とする人が多数出る可能性がある。例えば「日常で定期に内服している薬剤がなくなった」「避難所生活で食環境や住環境が変わり、眠れなくなった・血糖値が変動した・血圧が変動した」などであり、これに対しても医療救護チーム・薬剤師チームなどで対応が必要となる。現在の考え方として、災害時の医療対応は被災地内の病院支援と並行して、避難所アセスメント・対応についても早期から介入が求められている。よって、発災早期からこういった薬剤ニーズに関する対応も行っていく＝災害薬事トリアージを早期から行っていく可能性があることを念頭におくべきである。

2 災害薬事トリアージの1つとしての問診

　傷病者に対する対応を行う際に、身体的な観察を行うだけではなく、当人の訴えや症状の様子、これまでのエピソードを聴取するのはアセスメントの基本であり第一歩である。傷病者の訴える

症状に対応するためのアセスメント・災害薬事トリアージであるから、当事者の訴えをしっかりと聴取しなければならない。もちろん、一人ひとりに長時間をかけて行うことは災害時のトリアージの観点から考えると難しいので、短い時間内でも必要な情報を聞き出せるように心がけたい。

■1 自覚症状の聴取：LQQTSFA

自覚症状の聴取についての項目として、「LQQTSFA」(**表4**)を頭に入れて聴取を行う。突然の発症なのか慢性的な症状なのか、変動のある症状なのか持続性の症状なのか、何か発症の原因となる(思い当たる)ことがあるのか、誘因がないのかなど、病状とその対応を考えるうえで非常に重要な情報となる。

表4 ■ 自覚症状に対する問診 LQQTSFA

・L	Location	部位	どこが？
・Q	Quality	性状	どのように？
・Q	Quantity	程度	どのくらい？
・T	Timing	時間と経過	いつ？　いつから？
・S	Setting	状況	どのような状況で？
・F	Factor	寛解・増悪因子	どんな場合に悪くなる(よくなる)？
・A	Associated manifestation	随伴症状	同時にどんな症状がある？

■2 社会的情報についての問診

症状・疾患と日常生活環境は大きく関与することがある。日常の仕事・労働環境や生活環境(例えば、「自宅生活か避難所生活か」「日中はどのような生活を送っているか」など)は聴取できる範囲で確認しておくのがよい。

■3 既往歴・服薬歴・アレルギー歴

傷病者の既往歴や手術・入院歴、これに伴う服薬歴、過去のアレルギー歴聴取は日常から処方を行ううえで重要であることは言うまでもない。

医療機関での日常の診療でも、「積極的に聴取しなければ情報が得られない」ことはよくあることである。ワルファリンの内服やインスリン使用などは医療者にとってみれば非常に大切な薬剤使用情報だが、それでも「現在処方されている薬剤はありますか」と一言聞かないと情報として得られないことはある。これも症状とその対応のためには非常に有用な情報となるので、必ず押さえておきたい。

また、災害時にお薬手帳を所持することの重要性は東日本大震災以降に各地で強調されるようになっている。お薬手帳の所持を確認し、服薬歴・既往歴を確認することを怠ってはならない。

3 フィジカルアセスメント

フィジカルアセスメントとは、身体的(フィジカル)な生体情報を確認し、評価(アセスメント)するものである。「診察」とは医師・歯科医師による医療行為とされるため、「フィジカルアセスメント」という呼び方をする。

具体的には、フィジカルアセスメントとは傷病者の意識状態・呼吸状態・循環状態・体温などを評価し、異常の有無を判断することとなる。これらの状態を評価するものとしてバイタルサインがある。バイタルサインとは、人間の生命活動に伴う徴候であり、「意識レベル」「呼吸数」「動脈血酸素飽和度」「脈拍数」「血圧」「体温」などである。よって、薬剤師もこういったものを測定できるとともに、「どういった状態が異常であるのか」を知り、習熟しておくことが望ましい。災害時のみフィジカルアセスメントを駆使することは困難であるため、問診を含め日常業務から機会があれば学び、実際に経験を積んでおきたい。

■1 意識の評価「意識レベル」

例えば「呼びかけに目は開けるが何も話さない」「会話ができない」といった訴えを聞いたときに、それを数値的に評価する方法として、JCS(Japan Coma Scale)(**表5**)あるいはGCS(Glasgow Coma Scale)(**表6**)を使用して意識レベルを表す。意識障害はJCSでは1～300の状態(意識清明であれば0とする)であり、GCSでは合計15点にならない状態である。

表5■JCS(Japan Coma Scale)

Ⅲ 刺激をしても覚醒しない状態(3桁で表現)	
300	痛み刺激にまったく反応しない
200	痛み刺激で少し手足を動かしたり顔をしかめる
100	痛み刺激に対して払いのけるような動作をする
Ⅱ 刺激をすると覚醒する状態(2桁で表現)	
30	痛み刺激を加えつつ呼びかけを繰り返すとかろうじて開眼する
20	大声での呼びかけや身体の揺さぶりで開眼する
10	呼びかけで容易に開眼する
Ⅰ 刺激しなくても覚醒している状態(1桁で表現)	
3	自分の名前・生年月日が言えない
2	見当識障害がある
1	意識清明とはいえない

表6■GCS（Glasgow Coma Scale）

開眼機能 E（4点満点で評価）
4　自然に開眼している
3　命令すると開眼する
2　痛みに対し開眼する
1　開眼しない

言語機能 V（5点満点で評価）
5　見当識がある
4　意味のない会話をする（混乱した会話）
3　意味のない単語を発する（混乱した言葉）
2　意味のならない発声のみ
1　反応なし

運動機能 M（6点満点で評価）
6　命令通りにできる
5　痛み刺激の部位がわかる（痛みの場所に手を持ってくるなど）
4　痛み刺激をした手足を引っ込める（逃避する）
3　病的（異常）屈曲をする
2　伸展反応
1　反応なし

E・V・M をそれぞれ点数化し合計する。
例）E4 V5 M6＝15（意識障害のない状態）
　　E1 V1 M1＝3（開眼せず手足も動かすことなく意思疎通がとれない状態）

2　呼吸の評価

a．「呼吸数」

　呼吸の観察として、まずは呼吸数を測定する。10秒間での呼吸回数を数え、それを6倍して1分間あたりの呼吸数を出す（状況により20秒数えて3倍、30秒数えて2倍ということもある）。12〜24回/分程度（10秒間で2〜4回）を正常範囲とし、12回/分未満を「徐呼吸」、25回/分以上を「頻呼吸」とする。小児の場合には呼吸数は多いのが正常であり、幼児で20〜30回/分、乳児であれば30〜40回/分が正常範囲の呼吸数となる。

b．「呼吸様式・胸部の聴診」

　呼吸数を測定するとともに、呼吸の様式も観察していきたい。もちろん薬剤師の前で上半身を脱衣させることが可能な環境をつくることは難しいであろうから、着衣の上からのできる範囲での観察でかまわない。着衣したままの場合には特に、胸よりも首や腹、口元を注視して観察する。呼吸困難がある場合には補助呼吸筋を使った呼吸がみられることがある。補助呼吸筋とは胸鎖乳突筋（首）や腹筋などを指す。これらを使用した努力呼吸の場合、吸気時に胸鎖乳突筋が体表に浮き出るような首の動きがあったり、呼気時に腹部が平たくなる（腹筋も使って息を吐く）動きがある。また、肺気腫や気管支喘息などがあると、息をゆっくりと吐き出すための動作として口すぼめ呼吸がみられることがある。

　可能であれば胸部の聴診を行う（図14）。聴診器の膜型部分を胸郭に当て、呼吸音を観察する。正常な呼吸音も副雑音も聴取して判定するためには経験が必要である。日常の業務で積極的に聴

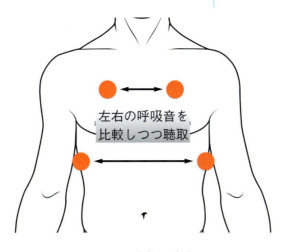

図14 ■ 胸部の聴診

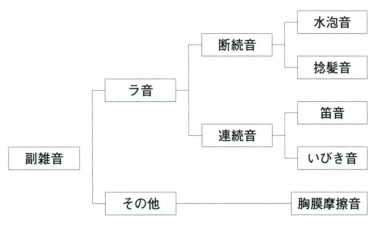

図15 ■ 副雑音

診器を活用して呼吸音を聴取する経験を積むか、インターネットの動画サイトなどを通じて知識を深めておきたい。異常がある際に聴取できる副雑音にはラ音（ラッセル音、rale ともいう）と胸膜摩擦音がある。ラ音は肺・気道の異常から発生する音である。ラ音は連続性ラ音（乾性ラ音）と断続性ラ音（湿性ラ音）に分けられる（図15）。

- **連続性ラ音**：気管支の狭窄により生じる音で主として呼気時（息を吐いたとき）に聴取される。比較的太い気管支が狭窄した場合、低音のいびき音（グーグー）が聴取できる。細い気管支が狭窄すると、高音の笛声音（ヒューヒュー）が聴取できる。
- **断続性ラ音**：末梢気道や肺胞に粘液や液体があって、その部分を空気が通過するときに生じる。ストローで水滴をすすったときに発生するものと原理的には同じである。持続性の短い不連続な音で主として吸気時（息を吸ったとき）に聴取できる。水泡音（ブツブツ）は粗い大きな音で、慢性気管支炎や肺水腫で聴取する。捻髪音（バリバリ）と細かな音は肺線維症などで聴取できる。
- **胸膜摩擦音**：胸膜炎で胸膜面が粗くなったときに聴取する。靴底の軋む音や雪を握るような音（ギュッギュッ）が聴取できる。

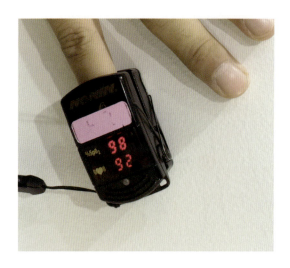

図16■パルスオキシメーター

c．「動脈血酸素飽和度」

　簡便に呼吸評価を行う方法として、パルスオキシメーターによる動脈血酸素飽和度測定がある。「動脈血中の酸素の飽和度(saturation)を、脈拍動を利用して測定する」というものであり「動脈血液中の赤血球ヘモグロビンが酸素とどれくらい結合しているか」をパーセント表示したものである。プローブとして手指にクリップ装着して測定できるパルスオキシメーターが簡便でよく利用される(図16)。通常は95％以上を表示し、90％未満は明らかに酸素化が悪い状態である。

3　循環の評価

a．「脈拍数」

　上記のパルスオキシメーターでも脈拍表示が出るが、触診で橈骨動脈の脈拍数を測定できる手技は身につけておきたい。日常的に橈骨動脈を触知して測定することが一般的である。
　橈骨動脈は、手関節の手掌面母指側を走行している。橈骨動脈に触れる際には自分の2指(示指・中指)ないし環指を含めた3指を揃えて触知し、拍動の回数を測定する。10秒間の拍動数を数え、これを6倍して1分あたりの脈拍数を測定する。一般成人の場合、1分あたり60～100回が正常範囲である。100回を超えているものは頻脈であり、60回を下回るものは徐脈である。

b．「血圧」

　血圧計については、最近は病院でも自動血圧計か半自動血圧計が利用されている。収縮期血圧で130 mmHg未満、拡張期血圧で85 mmHg未満が基準値となっている。降圧薬の内服の中断や災害時ストレスなどから過度の血圧上昇となり、頭痛・ふらつき・めまいなどを訴える傷病者もいる。

4　体　温

　日常の医療機関でも「身体に力が入らない」という脱力感を主訴に来院・救急搬送され、本人・家

族も認知していなかったが実は発熱していたということはよくある。

　健康なときの体温は腋窩で36.89±0.34℃といわれている。かつて使用されていた水銀体温計は37.0℃の部分で赤線が引かれていたため「37.0℃以上は異常体温」と受け止められていたが、実際には37.0℃は標準体温に近い。実際には37.5℃以上を「発熱」とすることが多い。また、35℃以下を「低体温」とするが、深部体温(身体の中心部の体温であり臨床的には直腸温・膀胱温を利用している)と比較して腋窩などの表面体温は低い数値になることはままあるため、腋窩温だけで低体温を判断するのは難しい。しかし、冬期の地震・津波災害などで暖房環境がなくなった場合には低体温になる高齢者・小児は多くなり、こういった場合には意識の異常や徐脈などが認められ、腋窩温も明らかに低い(あるいは測定不可能な)値となりうる。

4 災害薬事トリアージ

　災害薬事トリアージ(Pharmaceutical Triage)は、以下の目的のもとに行う。

・限られた量の薬剤を、緊急度の高い傷病者に優先的に振り分けることを前提として、できるだけ多くの対象者に効率よく薬剤処方・投与を行うため。
・OTC薬(一般用医薬品・大衆薬)で対応可能な場合と、医師による診療が必要な場合を振り分けるため。

　災害薬事トリアージでは、最終的に4つの優先度に分類することとなる(**表7**)。
・PT1(赤)：医師の診察を必要とする
・PT2(黄)：薬剤師がお薬手帳の情報をもとに投薬することが可能と判断できる
・PT3(緑)：OTC薬投薬
・PT4(白)：情報提供のみで投薬を要さない

表7■災害薬事トリアージの最終的な優先度分類

PT1	医師の診察を必要とする
PT2	薬剤師が投薬可能(お薬手帳の情報をもとに)
PT3	OTC薬で投薬可能
PT4	情報提供のみ

　災害時のSTARTトリアージ(**図17**)とは対象が異なることと、同じ赤や黄でも、その表す意味が異なることは留意しなければならない。災害薬事トリアージは、主として避難所にいる避難者を対象として考えている。避難所にいるものは多くが「緑」であり、そこから薬剤処方などを希望するか必要な人を対象に災害薬事トリアージを行ってPT1(赤)〜PT4(白)に分けていく。

23

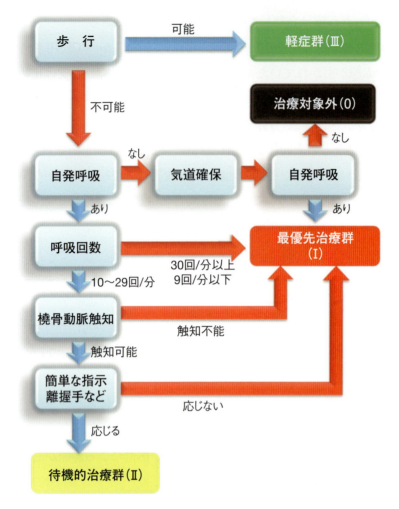

図17 ■ START トリアージ

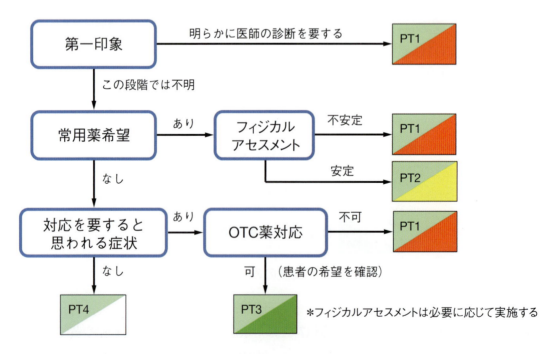

図18 ■ 災害薬事トリアージ（Pharmaceutical Triage）

災害薬事トリアージの流れは、第一印象から始まる（**図18**）。これは例えば「一見して顔色が悪く冷や汗をかいている」「ひどく呼吸が苦しそう」「呂律が回らず会話ができない」などである。第一印象が問題ない場合に「症状・主訴・希望を聴取する」「既往歴・服薬歴・アレルギー歴を確認する」ことになる。

フィジカルアセスメントは、その場にあるまたは持参している器材（聴診器・サチュレーションモニター・血圧計・体温計など）によってできることに制限はあるが、できる範囲で行う。また、トリアージフローの中で適宜必要性を感じた際に行ってよい。

（井原則之）

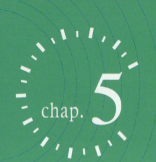

chap. 5 災害における医薬品供給

● はじめに

　大災害時、救急医療活動に必要な医薬品を供給・確保することは、人命にかかわる重要な事項である。

　大災害時は震（発）災直後から、救援物資が滞り被災地に届かないことが話題になる。もちろん、医薬品卸や自治体もそれぞれ大変な努力をしている。とはいえ、次に来るかも知れない大震災（災害）に備えて、今までの教訓を生かす必要がある。

　東日本大震災での支援医薬品の供給は、①被災地外から各県の一次集積所まで、②次に県から市町村の二次集積所まで、③そして市町村から医療避難所まで、の3段階がある。

　東京都災害医療協議会は、都内での大規模災害発生時における円滑な医療機能の確保を目的として協議を重ね、2012年9月にその検討結果を「災害医療体制の在り方について（東京都災害医療協議会報告）」としてまとめた。同報告書では、「医薬品、医療機器、衛生材料、歯科用医薬品の確保については、医療機関は、平時と同様に卸売販売業者からの購入を基本とする」とし、「そのために、都は卸売販売業が早期に復旧できるよう支援する必要がある」旨を明記している。

　さらに支援物資（製薬団体などから提供される無償の医薬品）については、東日本大震災の際に「大半が有効に利用されなかったのみならず、保管や仕分けなどの業務が行政や医療業界・医薬品業界関係者の大きな負担となった」との認識から、「災害時に使用する医薬品の確保は卸売販売業者からの購入を基本とし、支援物資の利用はその補完的な位置づけとする」としている。

1 災害時の医薬品供給

1 発災後3日まで（超急性期）

　災害時の医薬品供給計画は、72時間以内は、被災地外から医薬品等が届かないということを前提で考えられている。その期間については、可能な限り被災地内の医療機関や医療救護所の備蓄在庫で対応することになる。その後、卸売販売業者や被災地外から支援医薬品が届けられることとなる。

　東日本大震災では、津波による被害が大きく、医療機関の在庫・備蓄在庫、個人家庭の使用医薬品が流され、医薬品の在庫がゼロになった地域が多い。従来の計画では、72時間分の在庫を被災地内に保有していることが前提であったが、今回のように在庫、備蓄在庫がすべてなくなることを想定していなかった。つまり、在庫の対策は、津波対策と地震対策では異なるものであり、それぞれを想定した対策が必要である。

　東日本大震災では、震源地から遠い関東も地震で被災した。医薬品卸の中には、倉庫内自動機器

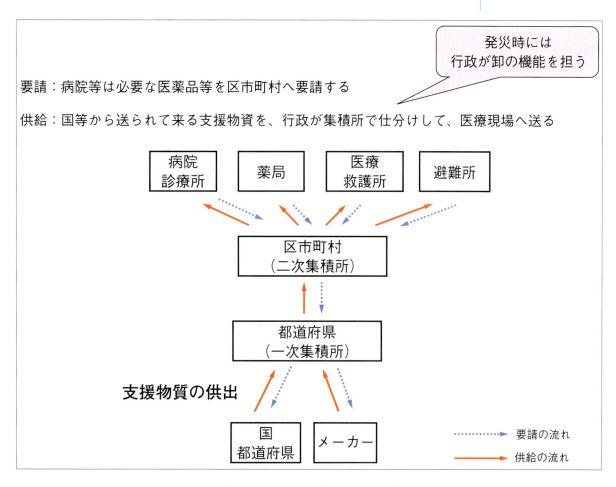

図19■想定していた災害時の医薬品等供給体制

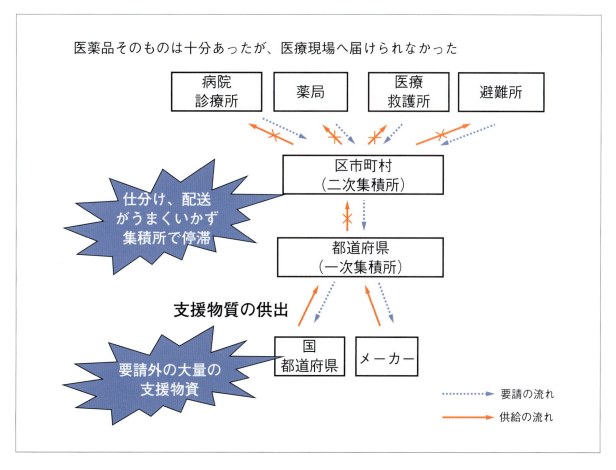

図20■東日本大震災での実態

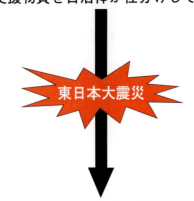

図21■医薬品等供給体制の変化

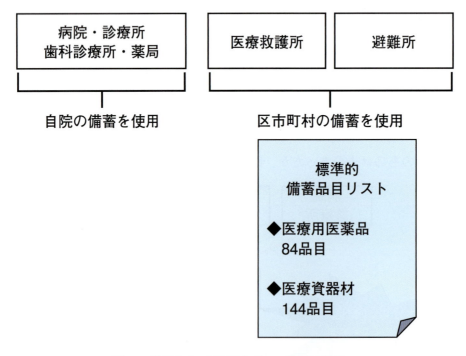

図22■発災から72時間まで　〜備蓄の使用〜

の破損、倉庫で荷崩れを起こした例も多い。そのため、実質的に関東の病院や診療所への医薬品の供給対策に追われていた。

2　発災後3〜7日頃（急性期）

卸売販売業者からの医薬品供給が徐々に始まり、そのほか支援医薬品の供給も始まる。

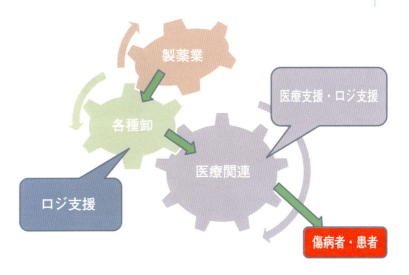

図23 ■ 医薬品関連業務の流れ

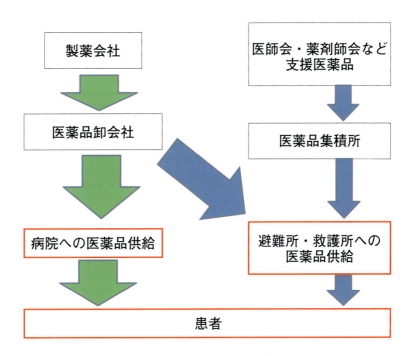

図24 ■ 災害時の医薬品の供給

a.「支援医薬品の3段階の供給体制」

①被災地外から各県の一次集積所まで

　支援医薬品などは、各都道府県やさまざまな医療団体より、輸送によってまとめて届けられるため、早い段階で支援医薬品を集約することができる。

　東日本大震災では、被災地外から各県の一次集積所への緊急支援医薬品の輸送は極めて早くから始まり、相当な量の医薬品が届いていた。しかし、各県の一次集積所で支援医薬品が滞留する事態が発生した。この原因は、従来の災害時の医薬品供給体制の中では、自治体が仕分けして供給することになっていたが、地方自治体が非常に大きなダメージを受け、県の施設や県職員が被災して人員そのものが不十分なこと、不慣れな職員による救援物資の仕分けや配分に手間取ったことにある。

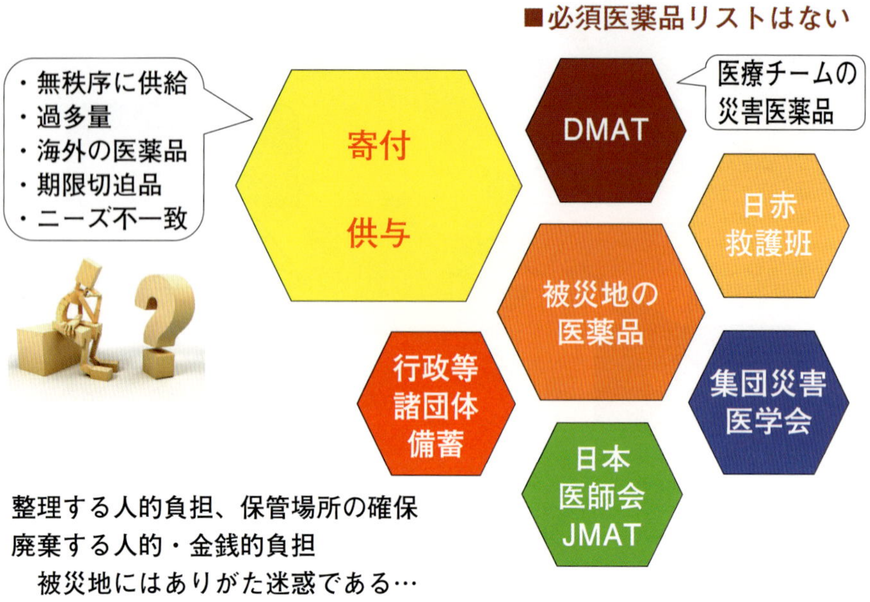

■必須医薬品リストはない

・無秩序に供給
・過多量
・海外の医薬品
・期限切迫品
・ニーズ不一致

医療チームの
災害医薬品

寄付
供与

DMAT

日赤
救護班

被災地の
医薬品

行政等
諸団体
備蓄

集団災害
医学会

日本
医師会
JMAT

整理する人的負担、保管場所の確保
廃棄する人的・金銭的負担
　　被災地にはありがた迷惑である…

図25 ■ 災害初期対応の医薬品供給

②次に県の一次集積所から市町村の二次集積所まで

まず、送り先の二次集積所の情報がない、どこに持っていけばよいかの情報（あるいは指示）がないため、県の一次集積所に、緊急支援医薬品が溜まっていく状況になる。配送においては、情報が混乱していること、道路などが寸断されていること、燃料がないこと、ドライバーが確保できないことなどさまざまな要因が支援医療品の配達を遅らせた。

また、二次集積所においても一次集積所と同様に、市町村の職員が被災して人員そのものが不十分なこと、不慣れな職員による救援物資の仕分けや配分に手間取った。

③市町村の二次集積所から医療救護所・避難所まで

広範囲な地震や津波の災害での特徴は、医療救護所や避難所の数の多さである。避難所は指定されたもの以外にも災害時にはつくられる。東日本大震災においては、約2,000ヵ所にも及び、届け先の避難所と避難者数が不明であったため、救援物資の発送がためらわれた。

市町村の二次集積所から各避難所までの配送についても、被災した地方自治体の対応には限界があり、場所によっては、道路の状況が悪く（陥没、破損、狭幅員など）、トラックがまったく通行できない場所もかなりある状況となる。被災地内の病院・診療所・薬局、医療救護所、避難所への医薬品等物資の輸送は、阪神・淡路大震災の際も難渋し、リュックサックに商品を詰めて届けたり、50cc のオートバイを利用して届けていた。

2　災害時の集積所の役割（保管と仕分け）

県や市町村の集積所には、さまざまな医薬品が搬入されるが、この際に在庫管理が大切になる。在庫管理がされていなければ、医薬品が山積みされていくことになる。これを解消するためには、

集積所ではロケーションごとに医薬品を集めて保管していく必要がある。しかし、薬剤師や物流のプロがいないと、適切な管理や数量管理ができず混乱してしまい、病院・診療所や医療救護所・避難所に配送されない。一方、集積所には緊急支援医薬品が供給し続けられるため、在庫が増えていく。つまり、IN が多くあって OUT がほとんどない状況となった。

　また、県や市町村の集積所は、病院・診療所や医療救護所・避難所へ送る医薬品の保管施設というハブとしての大きな役割を担っている。しかし、集積所で保管しているだけでは役に立たない。倉庫で保管された医薬品が病院・診療所や医療救護所・避難所へ送られることで、初めて集積所としての機能が生きてくる。すなわち、病院・診療所や医療救護所・避難所への医薬品の供給を考えると保管＆搬送を組み合わせることが重要である。

3 災害時のロジスティックで考える医薬品供給

　ロジスティクスは、生産から流通を経て消費に至るものだから、輸送だけを考えていても成立しない。特に平常時とは異なる災害時だからこそ、ロジスティクスで考えるべき項目も多岐にわたることになる。例えば、物流（物的流通）には、調達・仕分け・配分、輸送・保管などがあり、それぞれに機材や人手が必要となる。このうち輸送では、道路・車両・運転手・燃料のどれ1つ欠けてはならない。

　集積所は、どこにつくるのかが重要である。保管だけでなく、仕分けや輸送も併せて場所を考えなければならない。ロジスティクスは、仕分けや配分を素早く行い、できるだけ物資の滞留を避けて、物資を送り出すことが重要である。特に被災後の初動期に集積所に集まった救援物資を品目別に仕分けして、医療救護所・避難場所別に物資を配分して、配送する必要がある。そのためには、人が十分に集まる被災地外も一次集積所として考える必要がある。

　さらに、被災地へ物資を的確に輸送するためには情報管理も必要となる。情報がない場合にはプッシュ（Push）型、情報があればプル（Pull）型ということになる（図26）。

●プッシュ（Push）型供給
・医療現場で医薬品ニーズを取りまとめができない！
・医療機関・救護所などの医薬品が不足すると予想して支援を開始

　災害時標準医薬品リスト（集団災害医学会）
　備蓄薬品リストなどの上手な活用！！

●プル（Pull）型供給
・医療現場で医薬品の取りまとめが行える！
・医療機関・救護所などの医薬品ニーズ個々に合わせた
・一覧表の作成・通常の発注業務に近づける

図26■どんな医薬品等が必要か？

4 情報断絶のときの「プッシュ型供給」

　被災地のニーズを的確に把握して、適切な量と医薬品を確実に届ける。これを「プル型供給」という。しかし被災時は、情報伝達手段が途絶することもありニーズの把握が難しい。ニーズが把握できても、非常時に供給の対応がなければ、時間がかかってしまう。被災直後の医薬品のニーズは、過去の災害から想像ができる。情報がなくても発災直後は被災地は混乱しており、救命の医薬品は急いで届ける必要がある。被災者が必要とする医薬品を想定して送り込む「プッシュ型供給」が重要となる。

　避難所への緊急救援物資の供給では、被災直後のプッシュ型とともに、何日か経過したら必要な物資の情報に基づくプル型も重要である。このプッシュ型とプル型の使い分けは、被災後の時間経過とともに、プッシュ型からプル型へ切り替える必要がある。このときプル型であっても電話やインターネットが使えないこともあるので、在庫リストを紙に書き、そのリストに必要物資を記入してもらい(発注業務)、これにより発送する方法もある。

● おわりに

　災害時、支援医薬品はさまざまな団体から無秩序に多量に寄付や供与される。さらに各団体の医療チームが携行してくる災害医薬品が被災地に残される。整理する人的負担、保管管理の場所、医薬品を廃棄する金銭的負担が生じるため、早期に、通常の医薬品卸業者からの医薬品供給になる支援も重要であると考える。

(西澤健司)

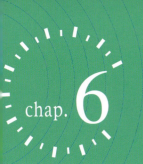

災害時、薬事関連通知(規制緩和)

● はじめに

　大規模災害の際、被災地では医薬品を求める被災者が多数生じる。医療救護班に所属する薬剤師、あるいは薬剤師会などからの派遣要員としての支援を行う際、かかわるべき薬事関連支援はさまざまな場面で平時とは異なる医薬品医療機器等法(旧薬事法)を逸脱した特例措置が適応されることがある。

1. 被災後、超急性期(発後災3日間)では外傷患者や重症患者に対して行う注射薬や輸液の薬物治療がなされ、DMATはこれら救急医薬品を装備(表8)しているので、帯同する医療救護班は連携することが望まれる。また、薬剤師だけで活動するチームは内服薬・外用薬・衛生材料などを準備しているのでその動向を知っておくとよい。
2. 薬剤師は、医師の処方に基づいて被災地に点在する医薬品を利用して救護所の仮設薬局や、可動式のモバイルファーマシーを駆使して被災者に医薬品を提供する。被災患者の医療情報や居住環境をもとに医師と協力して薬を提供する。
3. 被災地に点在する限られた医薬品を被災者のニーズに合わせて、行政(保健所)や薬剤師会、医薬品卸業者から必要とされる場所へ供給する。東日本大震災での未使用医薬品の廃棄処分問題などの教訓から熊本地震では無償提供医薬品は制限された。

　災害超急性期ではDMATが被災地に参集するが、各隊が所持している医薬品は注射薬、処置薬品のみであり、熊本地震では過去の大規模災害の経験から、日本薬剤師会などから薬剤師救護班が初期の段階から被災地で限られた医薬品を揃えて処方箋調剤に対応した。

　わが国における過去の大規模災害では厚生労働省各部局から、混乱を避けるために薬の取り扱いにおける特例通知が発行された。

1 大規模災害時の処方箋および調剤について (図27、28)

　阪神・淡路大震災、新潟県中越地震、東日本大震災の事例として、被災患者が長期服薬中の薬剤を滅失した。医師の診察を受けることができなかったが、お薬手帳などで薬歴が確認できたため、処方箋がなくても保険調剤としての取り扱いが認められた。

　救護所、避難所などの保険医療機関の記載がない処方箋の場合、および被保険者証やお薬手帳などを提示できない場合でも各種保険加入の申告があれば保険調剤として取り扱いが可能となった。このようなケースでは、災害救助法に基づく医療の一環としての交付であれば、調剤報酬は救護所の設置主体である県市町村に請求することができた。

表8 ■ DMAT 標準薬剤リスト
対象3人　　　　　　　　　　　　　　　　　　　　　　Ver. 2.0（平成 23 年 12 月 21 日改定）

区　分	薬品名	数　量	備　考
細胞外液補充液	生理食塩液 500 mL	3	
	リンゲル液 500 mL	5	
その他輸液	20％ D-マンニトール注射液 300 mL	1	
	7％炭酸水素ナトリウム注射液 250 mL	1	
	7％炭酸水素ナトリウム注射液 20 mL	5	
	生理食塩液 100 mL	5	
	生理食塩液 20 mL	10	
	5％ブドウ糖液 20 mL	5	
蘇生薬剤一式	0.1％エピネフリン注シリンジ 1 mL	5	
	2％塩酸リドカイン静注用シリンジ 5 mL	3	
	0.05％硫酸アトロピン注シリンジ 1 mL	3	
	臭化ベクロニウム静注用 10 mg	3	毒　薬
	塩酸ブプレノルフィン注 0.2 mg	麻薬がないとき どちらか 10	第 2 種向精神薬
	ペンタゾシン注射液 15 mg		第 2 種向精神薬
	ミダゾラム注射液 2 mL	5	第 3 種向精神薬
	ジアゼパム注射液 5 mg	5	第 3 種向精神薬
	0.3％塩酸ドパミン注 600 mg	1	
	2％塩化カルシウム注射液 20 mL、または 8.5％グルコン酸カルシウム注射液 5 mL	5	
	0.5 mol 硫酸マグネシウム注射液 20 mL	5	
その他	50％ブドウ糖液 20 mL	4	
	塩酸ニカルジピン注射液 2 mg	5	
	コハク酸メチルプレドニゾロンナトリウム静注用 125 mg	5	
	ジアゼパム坐剤 10 mg	5	
	塩酸ベラパミル静注 5 mg	3	
処置	ポリスチレンスルホン酸カルシウム 5 g、またはポリスチレンスルホン酸ナトリウム散 5 g	12	
	10％ポビドンヨード液 250 mL	1	
	1％リドカイン注射液（局所麻用）10 mL	10	
	注射用蒸留水 20 mL	10	
吸入	塩酸プロカテロールエアゾール 10 μg	1	
スプレー	ニトログリセリン舌下スプレー 0.3 mg	1	
麻薬	※塩酸ケタミン静注用 200 mg	1	麻　薬

※「DMAT 登録医師が麻薬施用者免許を受けた都道府県以外に DMAT として出場する際に麻薬を携行・施用することは差し支えない」との見解を厚生労働省医薬食品局監視指導・麻薬対策課麻薬係に確認済み（2011 年 5 月）。
※※規格違いや同種同効薬への変更については同程度の効果が得られるような濃度・本数を各施設で考慮してください。また、災害の種類とフェーズに応じて必要な医薬品を各施設の判断で追加してください。

＿＿＿＿＿＿＿＿＿＿＿＿＿＿＿＿＿＿＿＿＿＿＿＿＿＿＿＿＿＿＿＿＿＿＿＿＿＿

事　務　連　絡
平成２３年３月１２日

各 ｛ 都　道　府　県
　　保健所設置市 ｝ 衛生主管部（局）御中
　　特　別　区

厚 生 労 働 省 医 薬 食 品 局 総 務 課

平成 23 年東北地方太平洋沖地震における処方箋医薬品の取扱いについて
（医療機関及び薬局への周知依頼）

　昨日（平成２３年３月１１日）に発生いたしました、平成 23 年（2011 年）東北地方
太平洋沖地震及び関連する津波等による被災地における処方箋医薬品の取扱いにつ
いては、下記のとおりとなりますので、被災地における処方箋医薬品を必要とする者へ
の供給に支障なきよう、貴管下の関係者に周知願います。

記

　今般の地震及び関連する津波等による被災地の患者に対する処方箋医薬品の取扱い
については、平成１７年３月３０日付薬食発第 0330016 号厚生労働省医薬食品局通知
「処方せん医薬品等の取扱いについて」の１（２）①に示したとおり、薬事法第４９条
第１項の規定における「正当な理由」に該当し、医師等の受診が困難な場合、又は医師
等からの処方箋の交付が困難な場合において、患者に対し、必要な処方箋医薬品を販売
又は授与することが可能であること。

＿＿＿＿＿＿＿＿＿＿＿＿＿＿＿＿＿＿＿＿＿＿＿＿＿＿＿＿＿＿＿＿＿＿＿＿＿＿

図 27 ■ 災害時における処方箋の取扱い

　また、処方箋の発行元が救護所、県救護所、あるいはその他の保険医療機関以外の場所であるこ
とが明らかでない場合、保険調剤として取り扱って差し支えないとされた。ただし、概ね３日分と
いう必要最小限の交付となった（**図 28**）。
　平時の処方せんでは発行元の医療機関の記載が必要であるが、災害時の救護所から発行された
処方せんは医療機関名がなくてもこの限りではなかった。

事　務　連　絡
平成 23 年 3 月 17 日

地方厚生（支）局医療課　御中

厚生労働省保険局医療課

平成 23 年東北地方太平洋沖地震及び長野県北部の地震の被災に伴う
医薬品の長期処方の自粛及び分割調剤の考慮について

　平成 23 年 3 月 11 日の平成 23 年東北地方太平洋沖地震及び同月 12 日
の長野県北部の地震により、製薬会社の医療用医薬品（以下「医薬品」と
いう。）の生産設備等に被害を受けたところがあり、一部医薬品について、
現時点で生産が中止されているものがあります。
　このような状況下、医薬品の長期処方、又はそれに伴う調剤が行われる
ことにより、一時的に被災地域に必要な医薬品が供給されなくなる懸念が
あります。
　ついては、被災地域への医薬品供給を優先し、被災された方々が必要な
医療を受けられるよう、被災地域以外の保険医療機関及び保険薬局におい
ては、患者への最適な医療を確保しつつも、当面、医薬品の長期処方の自
粛あるいは分割調剤の考慮など、必要最小限の最適な処方・調剤を行うよ
う貴管下の保険医療機関及び保険薬局に対し、周知をお願いします。

図 28 ■ 災害時における処方日数制限

2 調剤を行う場所について (図 29)

　薬剤師法第 22 条では、調剤を行う場所についてはその条件として厳密な規定があるが、薬剤師
法施行規則第 13 条 3-1「災害その他特別の理由により、薬剤師が薬局において調剤することができ
ない場合には、法第 22 条 本文の規定は、適用しない」が適応され、被災地のいかなる場所でも
調剤および処方薬の交付は可能となった。

　処方箋医薬品の販売は通常できないが、被災地では医師等の受診が困難、または医師等からの
処方箋の交付が困難な場合、湿布薬、点眼薬、吸入薬などは処方箋がなくとも販売可能となった。
また、薬局ならびに店舗販売業および配置販売業の業務を行う体制を定める省令の取り扱いにつ
いて、これら業務に従事する薬剤師または登録販売者の人員の変更届は省略することができた。
すなわち、従業員以外のこれら人員の増加または減少については届け出の必要がなかった。

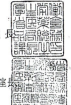

図29 ■ 災害時における薬局等の業務体制の特例

3 医薬品医療機器の融通について

医薬品医療機器等法(第145号)においては原則として医療機関の間で許可なく医薬品および医療機器の販売または医療機器の販売または授与を行うことはできないとされているが、東日本大震災の際には通常のこれら物資の供給ルートが遮断され、需給が逼迫したことで病院や診療所間

での融通が違反とならなかった。

4 診療報酬の取り扱いについて (図30)

　東日本大震災では、保険医療機関に無償で提供された医薬品が大量に存在した。各医療機関では自施設で購入していた医薬品と区別することが困難であったことから、保険請求の際にこれらを区別せずに薬剤料を保険請求することは差し支えないとされた。

事　務　連　絡
平成 23 年 4 月 20 日

地 方 厚 生 （ 支 ） 局 医 療 課
都道府県民生主管部（局）
　国 民 健 康 保 険 主 管 課 （ 部 ）
都道府県後期高齢者医療主管部（局）
　後 期 高 齢 者 医 療 主 管 課 (部)
　　　　　　　　　　　御中

厚生労働省保険局医療課

東北地方太平洋沖地震及び長野県北部の地震に
関連する診療報酬の取扱いについて（その３）

　今般、東北地方太平洋沖地震及び長野県北部の地震に関連する診療報酬の取扱いについて、別添のとおり取りまとめたので、送付いたします。

＜無償提供された医薬品の取扱い＞

問４　今回の災害において、保険医療機関に無償で提供された医薬品については、保険請求上どのように取り扱うのか。

（答）
　今回の災害に伴い、被災地（災害救助法の適用対象市町村（東京都を除く。））にある保険医療機関に、無償で提供された医薬品については、震災の混乱等によりこれらと保険医療機関が購入した医薬品を区別することが困難であることから、薬剤料を請求することは差し支えない。

図30■災害時における医薬品の保険請求

5 被災地での医療費患者負担について

災害救助法に基づく救護所で診療を受けた被災者の医療費負担については、被災地域に住んでいた住民は、通常の保険診療をしている病院と、災害救助法に基づく救護所のどちらに行っても定められた期間内では患者自己負担は免除となった（図 31）。

医療機関等を受診された被災者の方々へ　　厚生労働省

◎ 平成24年３月１日以降も、以下の方については、引き続き、医療機関等の窓口負担は免除となります。

1．免除を受けることができる期限と対象者

○ 東京電力福島原発事故による警戒区域等（注）のすべての住民の方（※1）　**→ 平成２５年２月２８日まで**

○ 東日本大震災による被災区域（警戒区域等（注）以外）の住民の方で、国民健康保険、後期高齢者医療制度 及び 全国健康保険協会にご加入の方（※1）（※2）　**→ 平成２４年９月３０日まで**

（※1）震災発生後、他市町村へ転出した方を含みます。

（※2）その他の医療保険にご加入の方は、ご加入の保険者により、引き続き、窓口負担が免除されることもありますので、詳細については、ご加入の保険者へお問い合わせ下さい。

（注）「警戒区域等」とは、
① 警戒区域
② 計画的避難区域
③ 旧 緊急時避難準備区域
④ 特定避難勧奨地点（ホットスポット）
と指定された4つの区域等をいいます。

〈 窓口負担が免除される方 〉
（1）災害救助法の適用地域（東京都を除く）や被災者生活再建支援法の適用地域の住民（地震発生後、他市町村へ転出した方を含む）であり、
（2）以下のいずれかに該当する方
① 住家の全半壊、全半焼又はこれに準ずる被災をした方
② 主たる生計維持者が死亡し又は重篤な傷病を負った方
③ 主たる生計維持者の行方が不明である方
④ 主たる生計維持者が業務を廃止・休止した方
⑤ 主たる生計維持者が失職し、現在収入がない方
⑥ 原発の事故に伴い、警戒区域、計画的避難区域及び旧緊急時避難準備区域に関する指示の対象となっている方
⑦ 特定避難勧奨地点に居住しているため、避難を行っている方

2．国民健康保険、後期高齢者医療制度 及び 全国健康保険協会にご加入の方は、有効期限欄に「平成24年２月29日まで」と記載されている免除証明書でも、引き続き使用することができます。（※3）

（※3）その他の医療保険にご加入の方で、引き続き、窓口負担が免除される方は、免除証明書の更新が必要となります。

※ ただし、「福島県の以下の市町村国保にご加入の方」又は「福島県の後期高齢者医療制度にご加入の方で、保険証に記載された住所が以下の市町村である方」は、平成24年9月30日までは、引き続き、免除証明書の提示は不要です。

市町村名
広野町、楢葉町、富岡町、川内村、大熊町、双葉町、浪江町、葛尾村、飯舘村

免除証明書に関してご不明な点があれば、ご加入の医療保険の保険者へお問い合わせください。

◎ 次の場合の自己負担額の免除については、平成24年２月29日までとなります。
- 入院時の食費、居住費
- 被保険者証を医療機関等の窓口で提示できなかった場合
- 柔道整復師、あん摩・マッサージ・指圧師、はり師、きゅう師による施術　等

図 31 ■ 医療機関等を受診された被災者の方々へ（厚労省ポスター）

6 医療用麻薬の取り扱いに関する東日本大震災の際の特例について（図32）

　医師は麻薬施用者番号を付与された自施設以外での麻薬処方は通常できない。被災地域に麻薬処方が可能な病院・診療所があれば、その病院の所属でない医師が、その病院の医師の名前で処方することができた。ただし、施術者の医師がすべての取り扱いの責任のもと行われた。

　受診困難な患者の場合は、医師からの処方箋がない場合でも、保健薬局で医師からの連絡または医師からの了承を得ることによって医療用麻薬を交付することができた。また、医療用麻薬と向精神薬以外の薬剤については、医師との連絡および事前の了承がなくても、お薬手帳や薬袋で確認すれば麻薬を交付できた。

　通常、麻薬卸売業者から保険薬局や麻薬診療施設への流通は同一県内に限られている。しかし東日本大震災では、被災地域の病院・診療機関において、災害県外からの麻薬の譲受が可能となった。

事　務　連　絡
平成２３年３月１４日

各都道府県衛生主管部（局）御中

厚生労働省医薬食品局監視指導・麻薬対策課

平成23年東北地方太平洋沖地震における
処方箋医薬品（医療用麻薬及び向精神薬）の取扱いについて
（医療機関及び薬局への周知依頼）

　平成23年3月11日に発生いたしました、平成23年（2011年）東北地方太平洋沖地震及び関連する津波等による被災地における処方箋医薬品の取扱いについては、平成23年3月12日付け厚生労働省医薬食品局総務課発事務連絡により取り扱われているところですが、処方に麻薬処方箋を要する医療用麻薬、及び向精神薬処方箋を要する向精神薬に関する取扱いについては、下記のとおりとなりますので、被災地における医薬品を必要とする者への供給に支障なきよう、貴管下の関係者に周知願います。

記

　今般の地震及び関連する津波等による被災地の患者に対する処方箋医薬品（医療用麻薬及び向精神薬）の取扱いについては、医師等の受診が困難な場合、又は医師等からの処方箋の交付が困難な場合において、麻薬小売業者等が、被災者の患者さんの症状等について医師等へ連絡し当該患者さんに対する施用の指示（麻薬の施用にあっては麻薬施用者からの指示）が確認できる場合には、患者さんに対し、必要な医療用麻薬又は向精神薬を施用のために交付することが、可能であること。
　この場合、麻薬小売業者等において、医療用麻薬及び向精神薬を患者さんに提供した記録について、適切に保管・管理すること。

　注）医師等に施用の指示を確認する際、患者さんが常用する医療用麻薬及び向精神薬に関する情報（薬剤名、用法・用量等）について、予め患者さんに確認（可能な限り薬袋などにより）するなど、医師等が施用の指示を円滑に行えるよう留意すること。

図32■災害時における麻薬・向精神薬の取扱い

6 | 災害時、薬事関連通知（規制緩和）

表9■医療用麻薬がまったく入手できない場合

非麻薬鎮痛薬で代用する方法
トラマール・トラムセット、コデイン散、レペタン坐薬、ノルスパンテープなどがあれば…

①トラマール：モルヒネ30mg/day以下であれば代替可能
　　　　　　　トラマドールとして25mgを1錠に含有　1日4回投与で対処
　　　　　　　保険適応：がん性疼痛、慢性疼痛　1日400mg（16錠）まで可
　　　　　　　経口モルヒネ40mg/day　⇒　トラマール200mg（8錠）/day　分4
　　　　　　　オキシコンチン30mg/day　⇒　トラマール200mg（8錠）/day　分4

②トラムセット：モルヒネ30mg/day以下であれば代替可能
　　　　　　　　トラマドールとして37.5mgを1錠に含有　1日4回投与で対処
　　　　　　　　保険適応：がん以外の慢性疼痛
　　　　　　　　1日8錠　分4（トラマドールとして300mg、アセトアミノフェン2,600mg）
　　　　　　　　アセトアミノフェンの肝毒性を考慮して1回投与量1gを超えないように
　　　　　　　　経口モルヒネ60mg/day　⇒　トラムセット8錠/day　分4
　　　　　　　　オキシコンチン40mg/day　⇒　トラムセット8錠/day　分4

非麻薬鎮痛薬で代用する方法
トラマール・トラムセット、コデイン散、レペタン坐薬・注、ノルスパンテープなどがあれば…

③コデイン散：モルヒネ60mg/day以下であれば代替可能
　　　　　　　経口モルヒネ60mg/day　⇒　コデイン散360mg/day　分4
　　　　　　　オキシコンチン40mg/day　⇒　コデイン散360mg/day　分4
　　　　　　　疼痛時：1回分追加

④レペタン坐薬：モルヒネ72mg/day以下であれば代替可能
　　　　　　　　0.2mg、0.4mgの2種類規格がある　1日2〜3回投与で対処

　　　　　　　　経口モルヒネ30mg/day　⇒　レペタン坐薬0.2mg 1個×3回/day　8時間ごと
　　　　　　　　経口モルヒネ60mg/day　⇒　レペタン坐薬0.4mg 1個×3回/day　8時間ごと
　　　　　　　　オキシコンチン20mg/day　⇒　レペタン坐薬0.2mg 1個×3回/day　8時間ごと
　　　　　　　　オキシコンチン40mg/day　⇒　レペタン坐薬0.4mg 1個×3回/day　8時間ごと
　　　　　　　　疼痛時：1回分追加

非麻薬鎮痛薬で代用する方法
トラマール・トラムセット、コデイン散、レペタン坐薬・注、ノルスパンテープなどがあれば…

⑤レペタン注0.3mg（1A）＝モルヒネ注10mg（1A）の代替として可能
　　　　　　　モルヒネ注30mg（3A）/day　⇒　レペタン注0.9mg/day 分3投与で対処
　　　　　　　舌下投与も可能、レペタン注0.3mg 1Aを　8時間ごとに舌下投与

⑥ノルスパンテープ：モルヒネ80mg/day以下であれば代替可能
　　　　　　　　　　レペタンの経皮吸収製剤、5mg、10mg、20mgの3種類規格がある
　　　　　　　　　　1週間ごとの貼付で対応だが、麻酔科医、整形外科医などの登録医のみ処方可
　　　　　　　　　　保険適応：がん性疼痛以外の慢性疼痛、1回20mgまで
　　　　　　　　　　目安として、経口モルヒネ30mg/day未満　⇒　ノルスパンテープ5mg
　　　　　　　　　　　　　　　　　　　　　　　30〜80mg/day　⇒　ノルスパンテープ10mg
　　　　　　　　　　　　　　　　　　　　　　　80mg/day以上　⇒　ノルスパンテープ20mg

表10■ほかの医療用麻薬が入手できる場合
以下の換算表に従って在庫のある医療用麻薬に切り替える

経口・坐薬・経皮	経口モルヒネ（mg/day）	30	60	120	240	360
	モルヒネ坐薬（mg/day）		40	80	160	240
	オキシコンチン（mg/day）	20	40	80	180	240
	フェントステープ（mg/day）	1	2	4	8	12
	コデイン（mg/day）	180				
	レペタン坐薬（mg/day）	0.6	1.2			
静脈・皮下	モルヒネ（mg/day）		30	60	120	180
	フェンタニル（mg/day）		0.6	1.2	2.4	3.6
	オキファスト注（mg/day）		30	60	120	180

41

被災地にも終末期医療のニーズは多く、在宅療養支援にも医療用麻薬は欠かせないものであった。通常医療機関で1週間分の麻薬は確保しているが、被災後同じ薬が入手できなくとも、代替薬で対処することも考慮する必要がある。

　オピオイド選択の参考資料を以下に示す(**表9・10**)。

（名倉弘哲）

chap. **7** 避難所での情報収集と
医療救護班との連携

pharmacy
disaster
life support

●はじめに

　東日本大震災は、地震と津波により多くの居住家屋が喪失し、長期の避難所滞在を余儀なくされた大災害であった。DMATをはじめとする災害急性期対応の医療チームは災害拠点病院をはじめとする病院支援と傷病者の搬送を主として想定されていたが、必然的に避難所対応も求められることとなり、以降、避難所における避難者の早期医療対応の必要性が求められるようになった。

　避難所は基本的に区市町村の事前指定と管理で運営されるが、災害の状況にもよるが私設の避難所が発生するのも必然的に近い。こういった避難所は区市町村でも把握し切れず、その避難所の状況や支援などの投入も遅延する可能性がある。

　避難所で薬剤師はどのような活動ができるのか。そのために求められる知識と技術はなんなのか。どのような組織との連携活動を行っていく必要があるのかを本稿では考えていく。

1 避難所での情報収集（アセスメント）

■ 避難所を評価するキーワード

　避難所のアセスメントとその集計・リスト化が重要であることは論を俟たない。一言でアセスメントといっても、その評価視点によって項目はやや異なる。特に発災初期の避難所で、医薬のための避難所アセスメントに必要な項目を挙げる（**表11**）。

表11■発災後急性期〜亜急性期における避難所評価（医薬の視点から）

■ **人数・年齢構成**
 ・有症状者の有無・人数
 ・医療・介護ほか援護の必要なものの有無・人数
 ・医薬品供給・服薬指導などの必要性・人数
■ 避難所としての安全性
■ ライフラインの有無（電気・水道）
■ 食環境
■ 住環境（冷暖房・寝具・トイレ）
■ 衛生環境（トイレ・手洗い・オムツ）
■ これまでのアセスメント歴
■ これまでの医療救護班などの介入歴

43

② PHARMACIST

　災害時に避難所は多数発生することがほとんどであり、その全体像を把握していち早い対応を取っていくためにも避難所アセスメントは正確かつ迅速に行わなければならない。このためには

避難所情報　日報 （共通様式）		活動日 　　　年　月　日	記載者(所属・職名)

避難所活動の目的：

・公衆衛生的立場から避難所での住民の生活を把握し、予測される問題と当面の解決方法、今後の課題と対策を検討する。

・個人や家族が被災による健康レベルの低下をできるだけ防ぐための生活行動が取れるよう援助する。

避難所の概況	避難所名		所在地(都道府県、市町村名)		避難者数 昼：　　　　人　夜：　　　　人
	電話		FAX		施設の広さ
	スペース密度		過密　・　適度　・　余裕		施設の概要図(屋内・外の施設、連絡系統などを含む)
	交通機関(避難所と外との交通手段)				

組織や活動	管理統括・代表者の情報 　氏名(立場) 　その他	
	連絡体制　/　指揮・命令系統	
	自主組織	有(　　　　　)・無
	外部支援	有(チーム数：　　　、人数：　　　人)・無 有の場合、職種(　　　　　　　　　　)
	ボランティア	有(チーム数：　　　、人数：　　　人)・無 有の場合、職種(　　　　　　　　　　)
	医療の提供状況 　救護所　　有・無　　　巡回診療　有・無 　地域の医師との連携　　有・無	避難者への情報伝達手段(黒板・掲示板・マイク・チラシ配布など)

			現在の状況	対応
環境的側面	ライフライン	電気	不通　・　開通　・　予定(　　　　)	
		ガス	不通　・　開通　・　予定(　　　　)	
		水道	不通　・　開通　・　予定(　　　　)	
		飲料水	不通　・　開通　・　予定(　　　　)	
		固定電話	不通　・　開通　・　予定(　　　　)	
		携帯電話	不通　・　開通　・　予定(　　　　)	
	設備状況と衛生面	洗濯機	無　・　有(使用可　・　使用不可)	
		冷蔵庫	無　・　有(使用可　・　使用不可)	
		冷暖房	無　・　有(使用可　・　使用不可)	
		照明	無　・　有(使用可　・　使用不可)	
		調理設備	無　・　有(使用可　・　使用不可)	
		トイレ	使用不可　・　使用可(　　箇所) 清掃・くみ取り　　　不良　・　普　・　良 手洗い場　無・有　手指消毒　無・有	
		風呂	無　・　有(清掃状況：	
		喫煙所	無　・　有(分煙：　無・有)	
	生活環境の衛生面	清掃状況　不良　・　普　・　良	床の清掃　無・有	
		ゴミ収集場所　　無・有	履き替え　無・有	
		換気・温度・湿度等　空調管理　　不適・適		
		粉塵　無・有	生活騒音　不適・適	
		寝具乾燥対策　　　無・有		
		ペット対策　無・有	ペットの収容場所　　無・有	
	食事の供給	1日の食事回数　　1回・2回・3回		
		炊き出し　無・有	残品処理　不適・適	

　図33■避難所アセスメントシートの1例(避難所情報日報：「大規模災害における保健師の活動マニュアル」より)

避難所アセスメントシートが重要となる。シートを使用することで統一した項目でのアセスメントと集計が可能となるが、避難所アセスメントはその着眼点（急性期・慢性期か、医療・薬剤・リハビリ・介護・深部静脈血栓など）によって項目が多少異なる。参考として「大規模災害における保健師の活動マニュアル」（日本公衆衛生協会・全国保健師長会）の避難所情報日報を挙げる（図33・

避難所避難者の状況　日報（共通様式）

活動日	記載者(所属・職名)
年　　月　　日	

避難所活動の目的:

・公衆衛生的立場から避難所での住民の生活を把握し、予測される問題と当面の解決方法、今後の課題と対策を検討する。

・個人や家族が被災による健康レベルの低下をできるだけ防ぐための生活行動が取れるよう援助する。

		本日の状態				対応・特記事項
配慮を要する人	高齢者	人	うち65歳以上		人	
			うち要介護認定者数		人	
	妊婦	人	うち妊婦健診受診困難者数		人	
	産婦	人				
	乳児	人				
	幼児・児童	人	うち身体障害児		人	
			うち知的障害児		人	
			うち発達障害児		人	
	障害者	人	うち身体障害者		人	
			うち知的障害者		人	
			うち精神障害者		人	
			うち発達障害者		人	
	難病患者		人			
	在宅酸素療養者		人			
	人工透析者		人			
	アレルギー疾患児・者		人			
服薬者数	服薬者	人	うち高血圧治療薬		人	
			うち糖尿病治療薬		人	
			うち向精神薬		人	

		人数の把握	総数	うち乳児・幼児	うち妊婦	うち高齢者	
有症状者数	感染症症状	下痢	人	人	人	人	
		嘔吐	人	人	人	人	
		発熱	人	人	人	人	
		咳	人	人	人	人	
	その他	便秘	人	人	人	人	
		食欲不振	人	人	人	人	
		頭痛	人	人	人	人	
		不眠	人	人	人	人	
		不安	人	人	人	人	
防疫的側面	食中毒様症状（下痢、嘔吐など）						
	風邪様症状（咳・発熱など）						
	感染症症状、その他						
まとめ	全体の健康状態						
	活動内容						
	アセスメント						
	課題/申し送り						

図34■避難所アセスメントシートの1例（避難所情報日報：「大規模災害における保健師の活動マニュアル」より）

避難所アセスメントシート

各地域の避難所アセスメントシートを参考に PhDLS が実習用に作成したものです。

調査日	（ア）　年　　月　　日	調査者	（イ）

※正確な数値・判断ができない場合は概算での記入をしてください。

市町村名	（ウ）	避難所の名称 住所	（エ）
避難所代表者の氏名	（オ）	管理者連絡先	（カ）

医療提供	（キ）　救護所（あり・なし）	（ク）　巡回診療（あり・なし）

避難所の概況

避難者人数（男）	（ケ）昼：　　　　　　　人　　　　夜：　　　　　　　人
避難者人数（女）	（コ）昼：　　　　　　　人　　　　夜：　　　　　　　人
施設の広さ	（サ）　　　　　　m×　　　　　m
密度・プライバシー	（シ）　　　過密・問題　　適度　　余裕あり

環境状況　◎100%　〇50%以上　△50%未満　×0%

電話・通信	（ス）可　　不可	改善　不変 悪化	（セ）
水・水道	（ソ）◎　〇　△　×	改善　不変 悪化	（タ）水道：　有　　無
食事	（チ）◎　〇　△　×	改善　不変 悪化	（ツ）食事要望量　　　　人分
電気	（テ）◎　〇　△　×	改善　不変 悪化	（ト）
ガス	（ナ）◎　〇　△　×	改善　不変 悪化	（ニ）
毛布	（ヌ）◎　〇　△　×	改善　不変 悪化	（ネ）
冷暖房	（ノ）◎　〇　△　×	改善　不変 悪化	（ハ）
トイレ・衛生状態	（ヒ）◎　〇　△　×	改善　不変 悪化	（フ）くみ取り：　有・無

（2ページ目に続く）

図35■避難所アセスメントシート

医療ニーズ

既活動中の 医療救護班	（ヘ）有　　無	増加傾向 減少傾向	（ホ）名称：
受診人数	（マ）　　　　　　人	増加傾向 減少傾向	（ミ）受診概要
小児科ニーズ	（ム）多　中　少　無	増加傾向 減少傾向	（メ）　　　　人
精神科ニーズ 心のケアニーズ	（モ）多　中　少　無	増加傾向 減少傾向	（ヤ）　　　　人
産婦人科ニーズ	（ユ）多　中　少　無	増加傾向 減少傾向	（ヨ）　　　　人
歯科ニーズ	（ラ）多　中　少　無	増加傾向 減少傾向	（リ）痛みあり　　　人 　　　義歯喪失　　　人
その他	（ル）多　中　少　無	増加傾向 減少傾向	（レ）

感染症

発熱（38℃以上）	（ロ）　　　　　人	
咳	（ワ）　　　　　人	
嘔吐	（ヲ）　　　　　人	
下痢	（ン）　　　　　人	

薬事関連

卸の活動状況	（A）　　○　△　×	（B）
医療用医薬品	（C）　　充足　不足	（D）不足している医薬品区分
一般用医薬品	（E）　　充足　不足	（F）不足している医薬品区分
調剤に関する資材	（G）　　充足　不足	（H）不足している資材
医療と薬剤師の 連携	（I）　　○　△　×	（J）
薬剤師と避難所の 連携	（K）　　○　△　×	（L）
周辺薬局の復旧	（M）　　○　△　×	（N）

図35■続き

34）。また、地域によって独自の避難所アセスメントシートなども採用されていることに留意しなければならない。参考として、PhDLS コース内で使用しているアセスメントシートも例示する（図35）。

　そうした中で、薬剤師としての着眼を意識して避難所アセスメントを行うための項目として「PHARMACIST」「いざ　くすりや」を頭に入れておきたい（図36・37）。

Place & population	場所、人数、密度
Hazard	危険、障害
Access	経路
Refugee	避難者の性別、年齢、災害弱者
Medicine	薬事ニーズ（在庫管理、ハイリスク薬剤）
Atmosphere	環境整備
Communication	通信ツール、関連部署
Infection	感染管理
Support	他団体、他の医療チームなど
Transport	輸送（医薬品、患者など）

図36 ■ 薬剤師が行う情報収集〜PHARMACIST〜

い	医療班の介入の有無
ざ	避難所における薬剤在庫の有無
くすり	すぐいるクスリの需要の有無
り	薬剤の流通状況
や	病の構造

図37 ■ 避難所アセスメント「いざ　くすりや」

2　避難所での薬剤師の役割

　災害時の薬剤師の役割については、「薬剤師のための災害対策マニュアル」（平成23年度厚生労働科学研究「薬局及び薬剤師に関する災害対策マニュアルの策定に関する研究」研究班）を熟読しておきたい。

　薬剤師の役割・活動について大きく分けると以下のようになる。

1．救護所における医療救護活動

2．避難所における被災者への支援

3．医薬品集積所における薬剤供給管理

4．被災地内薬局における支援

5．県・保健所などに置かれる災害医療・薬事対策本部でのコーディネーター

　このうち、「2. 避難所における被災者への支援」として災害薬事トリアージや避難所アセスメントをPhDLS（pharmacy disaster life support）ではカリキュラムとして取り入れている。避難所での長期生活の中で定期内服薬の喪失による体調の悪化や新たな疾病の発症を抑えることは、日常の医療が復旧していない段階から非常に重要であるとともに、避難所にいて早期の医療介入が必要な傷病者を積極的に見つけ、医療の手を届けていくためにも災害薬事トリアージは役立てられる。

１　避難所における薬剤師活動

• 避難所アセスメント

• 災害薬事トリアージおよび一般医薬品を含めた薬剤供給と服薬指導

• 医薬品の分類・保管管理

• 避難者のセルフメディケーション支援・栄養管理支援

　自らの健康管理に基づく服薬相談・健康相談や、服薬と関係する食事内容の相談を受け、適宜アドバイスを行う。健康相談は薬剤師に限定した業務ではないが、過去の災害においても薬剤師による健康相談が非常に重要であったとの報告も多々みられ、その重要性は議論を俟たない。

• 公衆衛生活動（**表12**）

　薬剤師だけではなく、保健師・医療チーム・他避難所支援のNPO各団体とも強調して行うことである。トイレにおける汚染予防や感染症（ノロウイルス・病原性大腸菌・インフルエンザ）予防の指導、手指手洗いや消毒指導などがある。

　2013年、環境省による「災害時におけるペットの救護対策ガイドライン」が策定され、災害発生時にはペットも飼い主とともに同行避難することが勧められている。ペットを置き去りにすることで家屋周辺での糞便管理や遺骸対応が公衆衛生的に問題になることを考えれば非常に当然のことではあるが、避難所でのペット管理（ケージでの管理徹底や動物アレルギー対策、ニオイやペットトイレ対策）が今後さらに対応が必要な問題になる可能性があることは知っておきたい。

表12 ■ 避難所の公衆衛生対応など

- ■ トイレ環境の評価と対応
- ■ 手洗い・うがいについての評価と対応
- ■ 空気感染・飛沫感染する感染症の有無と、それに対する対応
- ■ ペットの避難所での取り扱いの評価と対応
- ■ 食環境・栄養状態・水分量に対する評価と対応

3 避難所における医療救護班との連携

　避難所に医療救護班が展開し、薬剤師チームが共同で避難所対応にあたるケースもあるだろう。この場合、災害薬事トリアージの流れと組み合わせて救護所を設置する場合には、薬剤師は救護所前の受付ゲート的な役割と、調剤処方カウンターの役割を担うことが考えられる(図38)。災害薬事トリアージにおける問診や既往歴・服薬歴(お薬手帳の有無の確認)などの情報収集を薬剤師が行うことで、救護所における診療対応も滞りなくできる。特に服薬内容について薬剤鑑別がなされていると、医師の立場からも非常に助かる。災害薬事トリアージにより救護所での診察や希望がない場合には、救護所をバイパスして調剤・処方カウンターで一般用医薬品処方と服薬指導を行う。このような医療救護班と薬剤師チームの共同活動を行う場合には、何よりも相互理解がなされていることが重要なので、薬剤師チームとしては自らが共同してできることを伝え、医療救護班もそれを理解することに努めなければならない。これは共に避難所巡回を行うときも同様である。

　避難所では避難者個々のプライバシーの問題や認知症家族などの理由から車中泊を敢えて選択する者もいる。決して否定するものではないが、深部静脈血栓症・肺塞栓症の発症リスクが高まることを考慮し、予防啓発活動も医療救護班とともに企画して行うことを考慮したい。

　抗てんかん薬や抗精神病薬、抗凝固薬など内服の途絶が大きな疾患を引き起こす可能性のある薬剤需要を認めた際には、積極的に薬剤確保や代替薬処方などの対応を薬剤師が提案し、医療救護班との情報共有のもとに対処するべきであろう。

　使用できる医薬品がある際にはその在庫管理や処方調整を行う。医薬品のやりくりを行う際も、処方箋を書く医師との調整のうえでうまくやっていきたい。内服薬服用者でお薬手帳を喪失した避難者には手帳を新たに作成して所持させることで、その後の処方対応で煩雑さを軽減することになる。

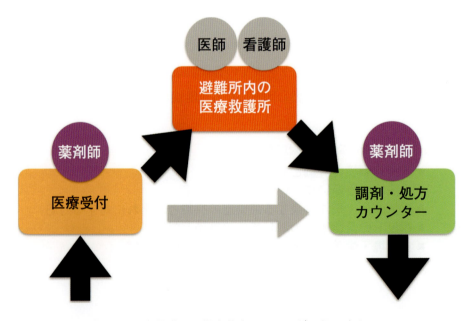

図38 ■ 医療救護班と災害薬事トリアージの組み合わせ

避難所のアセスメント状況は日ごとに地域の災害医療対策本部（支部）で取りまとめられる。定時的に開催されるミーティングには参加し、ほかの避難所などの薬剤状況を把握し、地域の薬事対応・方針を災害薬事コーディネーターとともに協議調整することも重要である。

通常の薬剤供給ルートが回復するまでの間は、薬剤師が自ら薬剤集積所から避難所などへの薬剤運搬などを行うこともあるだろう。

4 避難所における多数の支援団体との連携

災害時の避難所に支援に入るのは自治体やDMAT・日赤救護班・JMAT（Japan Medical Association Team, 日本医師会災害医療チーム）などの医療救護関連だけではない。2016年の熊本地震でも200団体を超えるNPO（Nonprofit Organization, 非営利団体）が被災地内、主として避難所支援に入った。2016年現在、これらの団体の全国的な災害対応ネットワークとして全国災害ボランティア支援団体ネットワーク（Japan Voluntary Organizations Active in Disaster；JVOAD）というコーディネーション組織もつくられているが、被災地の避難所一つひとつでも、避難所支援団体との適切なコミュニケーションと連携が求められる。時に彼らとの活動の重複も起こりうることであり、場合によって「同じ質問・同じ活動が繰り返し被災者に行われる」ということになる。これは時に被災者にとっては迷惑なこととなり、「善意の押しつけ」となってしまう可能性があることを意識せねばならない。災害支援とは被災した地域と被災した人たちのための活動であることを常に忘れないようにすべきである。

活動は各団体が個別に行うのではなく、地域でのヘルスクラスターミーティングを定期的に開催しそれに各団体が参加することで、被災者の健康福祉という視点から支援団体の横のつながりと調整（CSCAの最初のCに該当する）を行っていくことが大切である。医療救護班・薬剤師チームを含め、被災地支援団体の最終的な目的は被災地域の生活・医療の復興・復旧であり、保健所・区市町村役場担当者を交えてその到達点に向かうためにどのような活動が今必要なのか、各団体が意識する必要がある。

（井原則之）

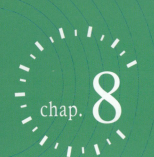

chap.8 わが国の災害医療体制

1 わが国の災害対策関連法体系

わが国の災害対策に関する法体系は、一般法である災害対策基本法と、個別的事項に関して定めた各種の特別法である災害関連法令により構成されている(**表13**)。災害関連法令により個別的な事項が定められている場合はそれに従い、特別な定めがない場合は災害対策基本法が適応されることとなる。わが国の災害対策の基本となる災害対策基本法と、活動のかかわりのある災害救助法について述べる。

表13 ■ わが国の災害関連法体制

■基本法
　災害対策基本法

■特別法
　災害救助法
　大規模地震対策特別措置法
　河川法　地震防災対策特別措置法　建築基準法　気象業務法
　消防法　水防法
　激震災害法　被災市街地復興特別措置法　被災者生活再建支援法
　消防組織法　自衛隊法　警察法　など

1 災害対策基本法

「国土並びに国民の生命、身体及び財産を災害から保護するため、防災に関し、基本理念を定め、(中略)総合的かつ計画的な防災行政の整備及び推進を図り、もって社会の秩序の維持と公共の福祉の確保に資すること」を目的とする(第1条)。1959(昭和34)年の伊勢湾台風を契機として1961(昭和36)年に制定された。防災に関する責務の明確化、防災に対する組織、計画的防災行政の整備、災害対策の推進、防災予防等に要する費用負担(激甚災害)などについて盛り込まれている。指定行政機関や指定公共機関は防災業務計画を(第36～39条)、地域公共団体は地域防災計画(第40条)を整備する責務がある(**図39**)。

2 災害救助法

「災害に際して、国が地方公共団体、日本赤十字社その他の団体及び国民の協力の下に、応急的に、必要な救助を行い、被災者の保護と社会の秩序の保全を図ること」を目的する(第1条)。1947

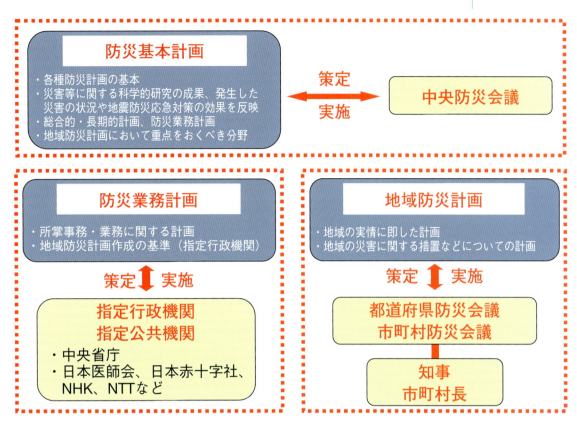

図39 ■ 防災計画の体系

表14 ■ 救助の種類

1. 避難所および応急仮設住宅の供与
2. 炊き出しその他による食品の給与および飲料水の供給
3. 被服、寝具その他生活必需品の給与または貸与
4. 医療および助産
5. 被災者の救出
6. 被災した住宅の応急修理
7. 生業に必要な資金、器具または資料の給与または貸与
8. 学用品の給与
9. 埋葬
10. 前各号に規定するもののほか、政令で定めるもの

(昭和22)年に制定された。災害救助法による救助(以下救助)は、都道府県知事が行い(法定受託業務)、市町村長がこれを補助する。なお、必要な場合は、救助を実施する業務の一部を市町村長が行うことができる。災害により市町村の人口に応じた一定数以上の住家の滅失がある場合などに行うものとされ、救助の種類は**表14**のとおりである。

なお、現物支給が原則である(第23条2項)。内閣総理大臣は、都道府県知事が行う救助について、ほかの都道府県知事に対し、その応援をすべきことを指示することができる(第14条)とされ、都道府県知事が迅速な救助の実施を図るため、必要な物資の収容、施設の管理、医療、土木工事などの関係者に対する従事命令などの強制権が確保されている(第7、9条)。救助に要する費用は都道府県が支弁し、最終的には都道府県の財政力に応じて国が負担する。

2 阪神・淡路大震災以降の災害医療に関する国の取り組み

　1995(平成7)年に発生した阪神・淡路大震災は、わが国の災害医療体制の目覚まし時計となった。平時の救急医療が提供されたならば救えたはずの命、いわゆる"防ぎえた災害死"が500名にのぼるとの報告が複数の研究者から報告された。病院の耐震性やライフラインの脆弱性、情報通信の麻痺、応援医療チームの到着の遅れや数の不足と組織的活動の欠如、航空搬送の欠如などが課題として挙げられた。

3 厚生労働省局長通知(表15)

　1996(平成8)年5月に厚生労働省局長通知として「災害時における初期救急医療体制の充実強化について」が発出され、後出の災害拠点病院とその要件、広域災害救急医療情報システムなどが盛り込まれた(**表16**)。5年後に発出された「災害医療体制のあり方に関する検討会報告書」において、DMATや広域医療搬送の必要性が盛り込まれた。東日本大震災の後に発出された「災害時における医療体制の充実強化について」が2012(平成24)年3月に発出され、災害医療コーディネーターや業務継続計画(BCP)の取り組みが盛り込まれた。

表15■厚生労働省からの重要な通知・報告書

● 災害時における初期救急医療体制の充実強化について(平成8年5月10日健政発451号)
　　　　　　　　　　　　　　　　　　阪神・淡路大震災の経験を受けたもの
● 災害医療体制のあり方に関する検討会報告書(平成13年6月)
　　　　　　　　　　　　　　　　　　前通知から5年を経て課題を整理したもの
● 災害時における医療体制の充実強化について(平成24年3月21日医政発0321第2号)
　　　　　　　　　　　　　　　　　東日本大震災の経験を受けたもの

表16■災害時における初期救急医療体制の充実強化について

1. 地域防災会議等への医療関係者の参加の促進
2. 災害時における応援協定の締結
3. 広域災害・救急医療情報システムの整備
4. 災害拠点病院の整備
5. 災害医療に係る保健所機能の強化
6. 災害医療に関する普及啓発、研修、訓練の実施
7. 病院防災マニュアル作成ガイドラインの活用
8. 災害時における消防機関との連携
9. 災害時における死体検案体制の整備

(平成8年5月10日健政発451号)

4 厚生労働省防災業務計画

　災害基本法36条において、指定行政機関や指摘公共団体は防災業務計画を作成する責務がある。厚生労働省防災業務計画において、これまでの局長通知を受けた形で防災業務計画がつくられている（**表17**）。

表17■厚生労働省防災業務計画（目次の一部抜粋）

第1編　災害予防対策
　第2章　医療・保健に係る災害予防対策
　　第1節　医療施設の災害に対する安全性の
　　第2節　災害時医療体制の整備
　　　第1　都道府県内における体制整備
　　　第2　地域の医療関係団体との連携
　　　第3　災害拠点病院の整備
　　　第4　災害派遣医療チーム（DMAT）等の体制整備
　　　第5　災害時情報網の整備
　　　第6　災害時の対応マニュアルの作成等
　　第3節　災害時における救急患者等の搬送体制の確保
　　第4節　後方支援体制の確保
　　第5節　医薬品等の安定供給の確保
　　　第1　災害時情報網の整備
　　　第2　災害時における医薬品等の搬送体制の確保
　　　第3　医薬品等の供給、管理等のための計画
（以下略）

---

1 災害拠点病院

　災害時に機能する病院の要件を国が定め、基準を満たすものを都道府県が指定する制度である。災害拠点病院の要件は、前出の局長通知「災害時における医療体制の充実強化について」で定められている。多発外傷、圧挫症候群、広範囲熱傷などの災害時に多発する重篤救急患者の救命医療を行うための高度の診療、患者などの受け入れおよび搬出を行う医療搬送への対応、自己完結型の医療救護チームの派遣、地域医療機関への応急用資器材などの貸出、これらの機能を満たすことが目標となる（**表18**）。

2 広域災害・救急医療情報システム（EMIS）

　広域災害・救急医療情報システム（Emergency Medical Information System；EMIS）は、災害時の迅速な病院被害状況、傷病者情報の把握と医療派遣チーム、医療搬送などの情報を集約統合し災害対応の戦略戦術に用いるインターネットシステムである。都道府県や市町村職員、消防、医療機関、保健所職員などアクセスパスワードを有する職員が使用できる。アクセスパスワードの付与管理は、都道府県災害担当部局が行っている。日本東西それぞれ1ヵ所のサーバーを設け、万

表18■厚生労働省が定めた災害拠点病院の指定要件

1．24時間緊急対応し、災害発生時に被災地内の傷病者等の受入れ及び搬出を行うことが可能な体制を有すること。

2．災害拠点病院は、災害発生時に、被災地からの傷病者の受入れ拠点にもなること。（中略）また、例えば、被災地の災害拠点病院と被災地外の災害拠点病院とのヘリコプターによる傷病者、医療物資等のピストン輸送を行える機能を有していること。

3．災害派遣医療チーム（DMAT）を保有し、その派遣体制があること。また、災害発生時に他の医療機関のDMATや医療チームの支援を受け入れる際の待機場所や対応の担当者を定めておく等の体制を整えていること。

4．救命救急センターもしくは第二次救急医療機関であること。

5．地域の第二次救急医療機関とともに定期的な訓練を実施すること。また、災害時に地域の医療機関への支援を行うための体制を整えていること。

6．ヘリコプター搬送の際には、同乗する医師を派遣できることが望ましい。

1．病棟（病室、ICUなど）、診療棟（診察室、検査室、レントゲン室、手術室、人工透析室等）等救急診療に必要な部門を設けるとともに、災害時における患者の多数発生時（入院患者については通常時の2倍、外来患者については通常時の5倍程度を想定）に対応可能なスペースおよび簡易ベッド等の備蓄スペースを有することが望ましい。

2．診療機能を有する施設は耐震構造を有することとし、病院機能を維持するために必要な全ての施設が耐震構造を有することが望ましい。

3．通常時の6割程度の発電容量のある自家発電機等を保有し、3日分程度の燃料を確保しておくこと。また、平時より病院の基本的な機能を維持するために必要な設備について、自家発電機等から電源の確保が行われていることや、非常時に使用可能なことを検証しておくこと。

4．適切な容量の受水槽の保有、停電時にも使用可能な井戸設備の整備、優先的な給水協定の締結等により、災害時の診療に必要な水を確保すること。

健康政策局長通知「災害時における医療体制の充実強化について」（平成24年3月21日）より抜粋

一のシステムダウンに備えてバックアップ体制を有している（**図40**）。東日本大震災の後に、避難所情報が集約できるように更新されている。

❸ DMAT

DMAT（Disaster Medical Assistance Team）とは、災害急性期に活動できるようにトレーニングを受けた、機動性を有する医療チームである。医師、看護師、業務調整員より構成される。都道府県がDMAT指定病院を定め、日本DMAT隊員養成研修を修了した者を、厚生労働省医政局長が認定し、各都道府県が管理する。都道府県の派遣要請に基づき、日本DMAT活動要領に従い活動することを原則とする。情報収集、本部活動、病院支援、医療搬送、病院避難、現場活動、救護所支援など、さまざまな医療ニーズや他機関からの要請に対して活動する（**図41**）。

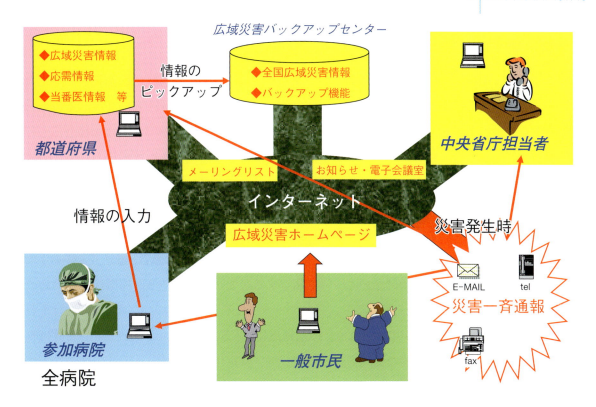

図40 ■ 広域災害・救急医療情報システム（EMIS）の概要

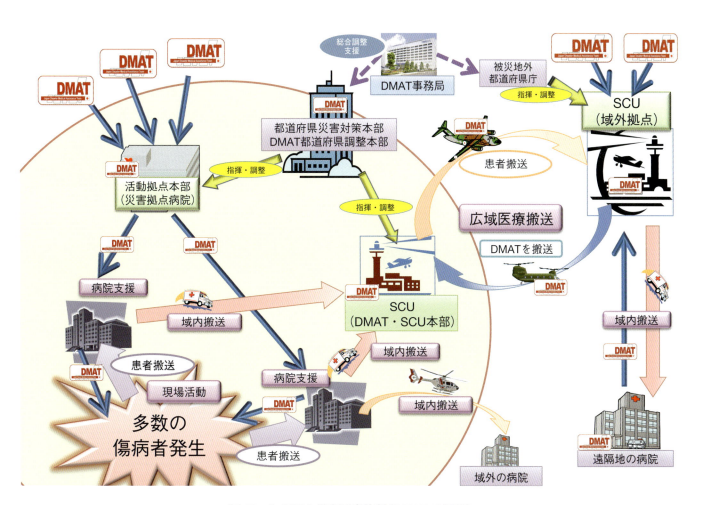

図41 ■ わが国の災害医療体制（DMATの活動）

4 医療搬送

被災地内では建物被害やライフライン(電気、水、ガス、通信など)の障害、医療物資の不足などにより手術、透析、集中治療などの高度な診療が困難となるため被災地外に搬送して、それらの診療を行うことが患者の救命につながる。また、入院中の患者の診療の継続が困難な場合にも転院が必要となる。これらの患者に対して医療を継続しつつ搬送する活動を医療搬送という。つまり医療搬送においては医療者介助によるモニター観察や輸液や薬品の持続投与など医療の継続が原則となる。

医療搬送は実施主体により分類され、都道府県や市町村が実施するものを「地域医療搬送」、国が実施するものを「広域医療搬送」と呼ぶ。医療搬送の実施にあたっては患者、搬送先、移動手段や中継地、介助医療チームや資器材などについて調整する必要がある。地域医療搬送では消防や自衛隊の救急車、消防防災ヘリ、自衛隊ヘリ、ドクターヘリなどが用いられ、広域医療搬送はそれらに加え、自衛隊の大型輸送機が用いられる。搬送拠点には、SCU(Staging Care Unit)と呼ばれる医療搬送臨時医療施設で最終的な搬送判断と情報登録、安定化治療(処置)、搬送の準備などが行われる。運行管理や搬送患者の追跡記録のためにEMISが用いられる。

5 災害医療コーディネーター

災害医療対応にあたり、人的、物的リソースの分配調整、他機関との連携・連絡調整、優先順位の決定などが求められる。災害急性期はDMATによる本部活動支援が得られるが、概ね2〜7日程度でDMATは撤収する。したがって災害発生後48時間を目処に、災害医療調整機能を立ち上げる必要がある。災害医療調整機能をコーディネート機能、それを担う担当者をコーディネーターと呼ぶ。コーディネート機能は都道府県庁レベルと二次医療圏レベルに必要である。都道府県では事前にコーディネーターを任命し、コーディネート機能が発揮できる計画が必要である。

6 医薬品などの安定供給の確保

厚生労働省防災業務計画には災害予防対策、災害応急対策に関して、都道府県と国それぞれの役割について記載されている(**表19**)。

表 19 ■ 医薬品等の安定供給の確保計画（厚生労働省防災業務計画より）

		都道府県	国
災害予防対策	災害時情報網の整備	医療機関、医薬品等関係団体、日本赤十字社、都道府県薬剤師会等と協力し、災害時における医薬品等の供給に関する情報収集及び連絡体制の整備に努める。	都道府県、医薬品等関係団体、日本赤十字社、社団法人日本薬剤師会等と協力し、災害時における医薬品等の供給に関する情報収集及び連絡体制の整備に努める。
	災害時における医薬品等の搬送体制の確保	災害時における医薬品等の搬送のため、平常時から、マンパワーの確保及び自転車、自動二輪車を含めた搬送手段の確保に努める。	医薬品等の緊急輸送を円滑に進めることができるようにするため、緊急輸送関係省庁との必要な調整を行う。
	医薬品等の供給、管理等のための計画	関係者間の情報連絡体制、災害用の備蓄医薬品等の確保方策、保管・管理体制等を内容とする医薬品等の供給、管理等のための計画の策定に努める。	都道府県が行う医薬品等の供給、管理等のための計画策定に際し、必要な助言及びその他の支援を行う。
災害応急対策	被災地の状況把握	被災地内の医薬品等卸協同組合、日本赤十字社等を通じ、医薬品等の在庫及び需給状況を把握する。	必要な医薬品等の供給に支障を来さないよう、被災都道府県、医薬品等関係団体、日本赤十字社等から医薬品等の需給状況についての情報収集を行う。
	医薬品等の確保及び供給	災害用の備蓄医薬品等の活用や医薬品等卸協同組合、日本赤十字社等への協力要請等により、必要な医薬品等の供給を確保するとともに、被災地内で医薬品等の不足を生じることが予想される場合には、速やかに厚生労働省医政局及び医薬食品局に報告する。また、被災地内の交通が混乱しているような場合には、自転車、自動二輪車を含めた搬送手段を確保する。	被災地で医薬品等（輸血用血液製剤及びガスえそウマ抗毒素を除く。）の不足を生じることが予想され、広域的な対応が必要と判断した場合には、医薬品等関係団体等に医薬品等の供給について協力を要請する。また、被災地内の医薬品等の供給に当たっては、医薬品等集積所等に対する仕分け・管理を容易にするため、種類別の梱包の実施等の工夫を行うよう要請する。
			被災地で輸血用血液製剤の不足を生じることが予想され、広域的な対応が必要と判断した場合には、日本赤十字社に輸血用血液製剤の供給について協力を要請する。
			被災地内でガスえそウマ抗毒素の不足を生じることが予想され、広域的な対応が必要と判断した場合には、国家買上げ分を供出する。
			緊急輸送関係省庁と調整を行い、輸送ルートを確保し、医薬品等関係団体、日本赤十字社等による被災地への医薬品等の供給を支援する。
	医薬品等の仕分け及び管理	医薬品等集積所、避難所等における医薬品等の仕分け・管理及び服薬指導等の実施について、都道府県薬剤師会に要請し、医薬品等の迅速な供給及び適正使用を図る。	被災地内での医薬品等の仕分け・管理及び服薬指導等の実施について、広域的な対応が必要と判断した場合には、社団法人日本薬剤師会等に要請する。

5 地域公共団体の取り組み

　災害対策基本法で定められているとおり、都道府県と区市町村はそれぞれ地域防災計画を策定する必要がある。地域防災計画には、これまで述べた災害拠点病院、EMIS、DMAT、医療搬送、SCU の計画、災害医療コーディネーターと医薬品などの安定供給の確保などについて盛り込む必

要がある。

　さらに、医療法では「都道府県は基本方針に即して、かつ地域の実情に応じて医療計画を定める」（第30条の4）とされ、5年に1回医療計画を改定する必要がある。疾病・事業ごとの医療体制には「救急医療」と並んで「災害時の医療」が含まれるので、都道府県や二次医療圏ごとの災害時の医療計画についても詳細に計画することとなる。

（本間正人）

附録　薬事関連における災害対応通知一覧

（災害時における薬剤師班活動マニュアル. 平成 26 年 9 月東京都福祉保健局より抜粋）

●平成 23 年東北地方太平洋沖地震における処方箋医薬品の取扱いについて（医療機関及び薬局への周知依頼）（平成 23 年 3 月 12 日、厚生労働省医薬食品局総務課事務連絡）

＊

　昨日（平成 23 年 3 月 11 日）に発生いたしました、平成 23 年（2011 年）東北地方太平洋沖地震及び関連する津波等による被災地における処方箋医薬品の取扱いについては、下記のとおりとなりますので、被災地における処方箋医薬品を必要とする者への供給に支障なきよう、貴管下の関係者に周知願います。

記

　今般の地震及び関連する津波等による被災地の患者に対する処方箋医薬品の取扱いについては、平成 17 年 3 月 30 日付薬食発第 0330016 号厚生労働省医薬食品局通知「処方せん医薬品等の取扱いについて」の 1（2）①に示したとおり、薬事法第 49 条第 1 項の規定における「正当な理由」に該当し、医師等の受診が困難な場合、又は医師等からの処方箋の交付が困難な場合において、患者に対し、必要な処方箋医薬品を販売又は授与することが可能であること。

> 　医師等の受診が困難な場合、または医師等からの処方箋の交付が困難な場合において、患者に対し、必要な処方箋医薬品を販売又は授与することが可能である。

（参考）

○薬事法（昭和 35 年法律第 145 号）

　（処方せん医薬品の販売）

　第四十九条薬局開設者又は医薬品の販売業者は、医師、歯科医師又は獣医師から処方せんの交付を受けた者以外の者に対して、正当な理由なく、厚生労働大臣の指定する医薬品を販売し、又は授与してはならない。ただし、薬剤師、薬局開設者、医薬品の製造販売業者、製造業者若しくは販売業者、医師、歯科医師若しくは獣医師又は病院、診療所若しくは飼育動物診療施設の開設者に販売し、又は授与するときは、この限りでない。

○「処方せん医薬品等の取扱いについて」（平成 17 年 3 月 30 日付薬食発第 0330016 号厚生労働省医薬食品局通知）

1．処方せん医薬品について

（1）原則

　処方せん医薬品については、病院、診療所、薬局等へ販売（授与を含む。以下同じ。）する場合を除き、新薬事法第 49 条第 1 項の規定に基づき、医師等からの処方せんの交付を受けた者以外の者に対して、正当な理由なく、販売を行ってはならないものであること。

　なお、正当な理由なく、処方せん医薬品を販売した場合については、罰則が設けられているもの

であること。

(2) 正当な理由について

新薬事法第 49 条第 1 項に規定する正当な理由とは、次に掲げる場合によるものであり、この場合においては、医師等の処方せんなしに販売を行っても差し支えないものであること。

①大規模災害時等において、医師等の受診が困難な場合、又は医師等からの処方せんの交付が困難な場合に、患者に対し、必要な処方せん医薬品を販売する場合

●平成 23 年東北地方太平洋沖地震における処方箋医薬品(医療用麻薬及び向精神薬)の取扱いについて(医療機関及び薬局への周知依頼)(平成 23 年 3 月 14 日、厚生労働省医薬食品局監視指導・麻薬対策課事務連絡)

＊

平成 23 年 3 月 11 日に発生いたしました、平成 23 年(2011 年)東北地方太平洋沖地震及び関連する津波等による被災地における処方箋医薬品の取扱いについては、平成 23 年 3 月 12 日付け厚生労働省医薬食品局総務課発事務連絡により取り扱われているところですが、処方に麻薬処方箋を要する医療用麻薬、及び向精神薬処方箋を要する向精神薬に関する取扱いについては、下記のとおりとなりますので、被災地における医薬品を必要とする者への供給に支障なきよう、貴管下の関係者に周知願います。

記

今般の地震及び関連する津波等による被災地の患者に対する処方箋医薬品(医療用麻薬及び向精神薬)の取扱いについては、医師等の受診が困難な場合、又は医師等からの処方箋の交付が困難な場合において、麻薬小売業者等が、被災者の患者さんの症状等について医師等へ連絡し当該患者さんに対する施用の指示(麻薬の施用にあっては麻薬施用者からの指示)が確認できる場合には、患者さんに対し、必要な医療用麻薬又は向精神薬を施用のために交付することが、可能であること。

この場合、麻薬小売業者等において、医療用麻薬及び向精神薬を患者さんに提供した記録について、適切に保管・管理すること。

注) 医師等に施用の指示を確認する際、患者さんが常用する医療用麻薬及び向精神薬に関する情報(薬剤名、用法・用量等)について、予め患者さんに確認(可能な限り薬袋などにより)するなど、医師等が施用の指示を円滑に行えるよう留意すること。

医師等の受診が困難な場合、または医師等からの処方箋の交付が困難な場合において、麻薬小売業者等が、被災者の患者さんの症状等について、医師等へ連絡し当該患者さんに対する施用の指示(麻薬の施用にあっては麻薬施用者からの指示)が確認できる場合には、患者さんに対し、必要な医療用麻薬または向精神薬を施用のために交付することが、可能となった(麻薬小売業者等において、医療用麻薬および向精神薬を患者さんに提供した記録について、適切に保管・管理すること)。

●平成 23 年東北地方太平洋沖地震における処方箋医薬品(医療用麻薬及び向精神薬)の取扱

いについて（その2）（医療機関及び薬局への周知依頼）（平成23年3月15日、厚生労働省医薬食品局監視指導・麻薬対策課事務連絡）

＊

今般の地震及び関連する津波等による被災地の患者に対する処方箋医薬品（医療用麻薬及び向精神薬）の取扱いにつきましては、平成23年3月12日付け厚生労働省医薬食品局総務課発事務連絡、及び平成23年3月14日付け厚生労働省医薬食品局監視指導・麻薬対策課発事務連絡により取り扱われているところですが、被災者の患者さんへの向精神薬の提供に関する取扱いについては、下記のとおりとなりますので、被災地における医薬品を必要とする者への供給に支障なきよう、貴管下の関係者に周知願います。なお、本事務連絡は、向精神薬小売業者による向精神薬の提供に関する見解を示したものであり、保険請求が可能であるか否かについては、別途照会いただきますようお願いいたします。

記

平成23年3月12日付け厚生労働省医薬食品局監視指導・麻薬対策課発事務連絡の「麻薬小売業者等が、被災者の患者さんの症状等について医師等へ連絡し当該患者さんに対する施用の指示（麻薬の施用にあっては麻薬施用者からの指示）が確認できる場合」については、医師等の受診が困難な場合、又は医師等からの処方箋の広報が困難な場合において、向精神薬小売業者が、患者さんへの向精神薬の施用について、医師等からの事前の包括的な施用の指示（例えば、被災者の患者さんの持参する薬袋等から常用する向精神薬の薬剤名及び用法・用量が確認できる場合に当該向精神薬を必要な限度で提供することについて事前に医師等に了承を得ている場合等）が確認できる場合を含むものと解して差し支えない。

この場合、向精神薬小売業者は、事前に了承を得ている医師等に患者さんに提供した薬剤名及び数量について報告を行うこと。

●平成23年東北地方太平洋沖地震における医療用麻薬の県境移動の取扱いについて（卸売業者、医療機関及び薬局への周知依頼）（平成23年3月15日、厚生労働省医薬食品局監視指導・麻薬対策課事務連絡）

＊

今般の地震及び関連する津波等による被災地の医療用麻薬の供給確保の観点から、他県からの県境移動の取扱いにつきましては、下記のとおりとなりますので、被災地における医薬品を必要とする者への供給に支障なきよう、貴管下の関係者に周知願います。

記

今般の地震及び関連する津波等による被災各県への医療用麻薬の県境移動の取扱いについては、被災各県において医療用麻薬の需給が逼迫している状況に鑑み、被災各県に早期に必要な医療用麻薬を補給するため、被災各県以外の都道府県の麻薬卸売業者、麻薬小売業者又は麻薬診療施設の開設者が、所有する医療用麻薬を被災各県の麻薬卸売業者、麻薬小売業者又は麻薬診療施設の開設者に譲渡する場合に必要となる麻薬及び向精神薬取締法第24条第11項の規定に基づく厚生労働大臣の許可の取得に関しては、以下の取扱いにより行うことで差し支えない。

（1）譲渡を行おうとする麻薬卸売業者、麻薬小売業者又は麻薬診療施設の開設者は、管轄の地方

厚生局麻薬取締部に対し、譲渡する医療用麻薬の名称、数量及び譲渡先について電話連絡を行う。

(2) 譲渡後、麻薬及び向精神薬取締法第 24 条第 11 項の規定に基づく医療用麻薬の譲渡許可申請書を管轄の地方厚生局麻薬取締部に提出し、許可書の交付を受ける。

> 医療用麻薬の県境移動に関しては必要な手続き、事前連絡、事後の書類提出により移動可能となった。

● 東北地方太平洋沖地震における病院又は診療所の間での医薬品及び医療機器の融通について（平成 23 年 3 月 18 日、厚生労働省医薬食品局総務課・監視指導・麻薬対策課事務連絡）

＊

薬事法(昭和 35 年法律第 145 号)においては、原則として、医療機関の間で許可なく医薬品及び医療機器の販売又は授与を行うことはできないこととされていますが、平成 23 年 3 月 11 日に発生した東北地方太平洋沖地震及び関連する津波等による被災地における病院又は診療所に対する病院又は診療所からの医薬品及び医療機器の融通については、下記のとおり取り扱うこととします。

記

今般のような、大規模な災害で通常の医薬品及び医療機器の供給ルートが遮断され、需給が逼迫している中で、病院又は診療所の間で医薬品及び医療機器を融通することは、薬事法違反とはならないこと。

● 東北地方太平洋沖地震における地方公共団体間又は薬局間の医薬品等の融通について（平成 23 年 3 月 30 日、厚生労働省医薬食品局総務課・監視指導・麻薬対策課事務連絡）

＊

東北地方太平洋沖地震及び関連する津波等による被災地における病院又は診療所間での医薬品及び医療機器の融通についての取扱いについては、3 月 18 日付け事務連絡「東北地方太平洋沖地震における病院又は診療所の間での医薬品及び医療機器の融通について」により通知したところですが、地方公共団体間又は薬局間での医薬品等の融通については下記のとおりですので、貴管下の関係者に周知願います。

記

今般のような、大規模な災害で通常の医薬品及び医療機器の供給ルートが遮断され、需給が逼迫している中で、地方公共団体間で医薬品及び医療機器を融通することは、薬事法違反ではなく、また、薬局間で医薬品を融通する場合においても同様であること。

● 卸売販売業者が医療救護所へ医薬品を販売することの可否について（平成 24 年 12 月 20 日、厚生労働省医薬食品局総務課長薬食総発第 1220 第 2 号）

記

医療救護所、避難所及びそれらへ医薬品を供給する医薬品集積所を設置する国、都道府県知事

又は市町村長(特別区の区長を含む。)(以下「救護所等を設置する国等」という。)は、薬事法第25条第3号に規定する「その他厚生労働省令で定める者」に該当し、救護所等を設置する国等に対して、卸売販売業者が医薬品を販売し、又は授与することができる。

> 医療救護所、避難所およびそれらへ医薬品を供給する医薬品集積所を設置する国、都道府県知事または市町村長(特別区の区長を含む)に対し、卸売販売業者が医薬品を販売し、または授与することができた。

●外国の医師免許を有する者の医療行為の取扱いについて(平成23年3月14日、厚生労働省医政局医事課事務連絡)

＊

今回の東北地方太平洋沖地震に係る医療活動の中で、外国の医師資格を有する者が我が国において医療活動を行うことに対する当課の考えは下記のとおりであるので、御了知の上、現地の実情を踏まえ適宜対処するとともに、関係者への周知方お願いする。

記

医師法上、外国の医師資格を有する者であっても、我が国内において医療行為を行うためには、我が国の医師国家試験を合格し、厚生労働大臣の免許を受けなければならないこととされている(医師法第2条、第17条)。

しかしながら、医師法は今回のような緊急事態を想定しているものではなく、こうした事態の下では被災者に対し必要最小限の医療行為を行うことは、刑法第35条に規定する正当業務行為として違法性が阻却され得るものと考える。

> 緊急事態の下では被災者に対し必要最小限の医療行為を行うことは、刑法第35条に規定する正当業務行為として違法性はないものと考える。

●平成23年東北地方太平洋沖地震及び長野県北部の地震の被災に伴う医薬品の長期処方の自粛及び分割調剤の考慮について(平成23年3月17日、厚生労働省保険局医療課事務連絡)

＊

平成23年3月11日の平成23年東北地方太平洋沖地震及び同月12日の長野県北部の地震により、製薬会社の医療用医薬品(以下「医薬品」という。)の生産設備等に被害を受けたところがあり、一部医薬品について、現時点で生産が中止されているものがあります。

このような状況下、医薬品の長期処方、又はそれに伴う調剤が行われることにより、一時的に被災地域に必要な医薬品が供給されなくなる懸念があります。

ついては、被災地域への医薬品供給を優先し、被災された方々が必要な医療を受けられるよう、被災地域以外の保険医療機関及び保険薬局においては、患者への最適な医療を確保しつつも、当面、医薬品の長期処方の自粛あるいは分割調剤の考慮など、必要最小限の最適な処方・調剤を行うよう貴管下の保険医療機関及び保険薬局に対し、周知をお願いします。

> 被災地域への医薬品供給を優先し、被災された方々が必要な医療を受けられるよう配慮し、医薬品の長期処方の自粛あるいは分割調剤の考慮など、必要最小限の最適な処方・調剤を行うよう求められた。

●平成23年東北地方太平洋沖地震の被災に伴う薬事法等の取扱いについて(平成23年3月24日、厚生労働省医薬食品局総務課薬食総発0324第1号・薬食機発0324第1号)

＊

平成23年3月11日の東北地方太平洋沖地震の被災に伴う薬事法(昭和35年法律第145号)、薬事法施行規則(昭和36年厚生省令第1号。以下「厚生労働省令」という。)及び薬局並びに店舗販売業及び配置販売業の業務を行う体制を定める省令(昭和39年厚生省令第3号。以下「体制省令」という。)の取扱いについて、下記のとおりまとめましたのでお知らせいたします。これらの取扱いについては被災地の医療提供体制を確保するための一時的なものであるので、通常の手続きを行うことが可能となった場合は、速やかに通常定められた手続きが行われるよう取扱いをお願いいたします。

記

1　東北地方太平洋沖地震による患者に対応するため、一時的に、薬局又は医薬品の販売業の営業時間を変更する場合や薬事に関する実務に従事する薬剤師又は登録販売者(以下「薬剤師等」という。)の数等を変更する場合には、変更の届出は省略して差し支えないこと。(薬事法第10条、第38条及び厚生労働省令第16条関係)

2　東北地方太平洋沖地震により薬剤師等が被災したこと又は被災地を通行できないことによって勤務できない場合には、当面の間、当該薬剤師等を体制省令における勤務している薬剤師等として取り扱って差し支えないこと。(体制省令第1条及び第2条関係)

3　東北地方太平洋沖地震により、一時的に、当該被災地内で従事するため、薬局開設者、医薬品の販売業者、高度管理医療機器、特定保守管理医療機器若しくは管理医療機器の販売業者若しくは賃貸業者が、休止の届出を行うことができないときは、当該届出を省略して差し支えないこと。なお、この場合において、薬局の管理者の兼務に係る都道府県知事の許可は不要として差し支えない。(薬事法第7条第3項、第10条、第38条及び第40条関係)

> 薬局ならびに店舗販売業及び配置販売業の業務を行う体制を定める省令におる取り扱いについて、所定の手続きは通常の手続きを行うことが可能となった場合は、速やかに通常、定められた手続きが行うこととされた。

●平成23年東北地方太平洋沖地震、長野県北部の地震及び静岡県東部の地震の被災に伴う医療法等の取扱いについて(平成23年3月21日、厚生労働省医政局総務課長医総発0321第1号)

＊

平成23年3月11日の東北地方太平洋沖地震、同月12日の長野県北部の地震及び同月15日の

静岡県東部の地震(以下「東北地方太平洋沖地震等」という。)に伴う医療法(昭和23年法律第205号)、医療法施行令(昭和23年政令第326号)及び医療法施行規則(昭和23年厚生省令第50号)の取扱いについて、都道府県等からお問い合わせがあった事項で、他の都道府県等にも周知する必要があると考えられる事項について、下記のとおりまとめましたのでお知らせいたします。これらの取扱いについては、被災地の医療提供体制を確保するための一時的なものであるので、通常の手続きを行うことが可能となった場合又は通常の手続きを行うことが可能となった場合以後にこれらの取扱いが常態化する場合は、速やかに通常定められた手続きが行われるよう取扱いをお願いいたします。

なお、今般、「平成二十三年東北地方太平洋沖地震による災害についての特定非常災害及びこれに対し適用すべき措置の指定に関する政令」(平成23年政令第19号)が平成23年3月13日付けで公布され、同日から施行されたことにより、特定非常災害の被害者の権利利益の保全等を図るための特別措置に関する法律(平成8年法律第85号)の規定の一部が、東北地方太平洋沖地震による災害に適用されることとなったことを受け、当該法律の規定のうち医療提供体制に係る事項について、今後通知する予定ですので、ご留意ください。

記

1　東北地方太平洋沖地震等により、病院、診療所又は助産所(以下「病院等」という。)の建物の全部又は一部が破損し、医療の提供が不可能な場合において、これに代替する建物(仮設建物を含む。)又は建物内の他の部分において一時的に医療の提供を継続しようとする場合には、医療法第7条又は第8条の規定に基づく医療機関の開設に係る許可又は届出は適切な時期に事後的に行うこととして差し支えないこと。また、その場合において、病院等の開設者が事前に当該建物等の安全を十分に確認するときには、同法第27条の規定に基づく使用前検査及び使用許可の手続きについても同様に適切な時期に事後的に行うこととして差し支えないこと。

2　東北地方太平洋沖地震等による患者に対応するため、一時的に診療時間を延長する場合には、診療時間変更の届出は省略して差し支えないこと。

3　東北地方太平洋沖地震等により、現に入院医療の必要な患者がいるものの、近隣の病院又は診療所の受入体制が十分でない等の緊急時においては、医療法施行規則第10条に規定される「臨時応急」の場合であることから、同条第1号及び第2号の規定に関わらず定員以上に患者を入院させること及び病室以外の場所に患者を入院させることは、認めて差し支えないこと。また、同条第3号に規定される病床の種別に関わらず、患者を入院させて差し支えないこと。

4　東北地方太平洋沖地震等の避難所等において巡回診療を行う必要がある場合については、「巡回診療の医療法上の取り扱いについて」(昭和37年6月20日医発第554号厚生省医務局長通知)における取扱いに関わらず、実施計画を適切な時期に事後的に行うこととして差し支えないこと。

　　また、同様に東北地方太平洋沖地震等の避難所において医師個人が巡回診療を行う場合は、避難所等における医療提供体制の実情に鑑み、必要性が高い場合においては、上記取扱いの下で実施することとして差し支えないこと。

5　東北地方太平洋沖地震等により病院又は療養病床を有する診療所の医師その他の従業者(以下「医師等」という。)が、被災したこと又は被災地を通行できないことによって勤務できない場

合には、当面の間、当該医師等を医療法施行規則第19条、第21条の2又は第22条の2に定める医師等の数の算定に加える取扱いとして差し支えないこと。

6 東北地方太平洋沖地震等により病院等の開設者が被災又は当該被災地内で医療活動に従事するため、被災前の病院等の休止の届出を行うことができないときは、当該届出を省略して差し支えないこと。

> 薬局ならびに店舗販売業及び配置販売業の業務を行う体制を定める省令におる取り扱いについて、所定の手続きは通常の手続きを行うことが可能となった場合は、速やかに通常、定められた手続きが行うこととされた。

●東日本大震災に伴う医療法等の取扱いについて（通知）（平成23年5月30日、厚生労働省医政局総務課長医政総発0530第2号）

*

平成23年3月11日に発生した東日本大震災に伴う医療法等の取扱いについては、「平成23年東北地方太平洋沖地震、長野県北部の地震及び静岡県東部の地震の被災に伴う医療法等の取扱いについて」（平成23年3月21日医政総発0321第1号厚生労働省医政局総務課長通知。以下「平成23年3月通知」という。）によりお示ししているところですが、東日本大震災の被災地の復興及び東京電力株式会社福島原子力発電所の影響への対応のため、医療法等の取扱いについて下記のとおりまとめましたので、お知らせいたします。これらの取扱いについては、被災地の医療提供体制を確保するための一時的なものであるので、通常の手続きを行うことが可能となった場合又は通常の手続きを行うことが可能となった場合以後にこれらの取扱いが常態化する場合は、速やかに通常定められた手続きが行われるよう取扱いをお願いいたします。

なお、本通知は、東日本大震災に伴う医療法等の取扱いを入念的に明らかにするものであり、従来からの取扱いを変更する趣旨ではなく、また、地方自治法（昭和22年法律第67号）第245条の4第1項の規定に基づく技術的助言であることを申し添えます。

記

1 東日本大震災の被災地において、被災者に対し医療を提供するため、仮設診療所を開設する場合には、医療法の規定に基づく診療所の開設許可又は届出の手続きは、適切な時期に事後的に行うこととして差し支えないこと。

2 原子力災害対策特別措置法（平成11年法律第156号）に基づく避難区域等の設定に伴う医療法の取扱いについては、以下のとおりとすること。

(1) 避難区域等の設定に起因して病院、診療所又は助産所（以下「病院等」という。）を他に移転する場合には、平成23年3月通知の記1と同様の取扱いとして差し支えないこと。

(注) 平成23年3月通知の記1は以下のとおり。（略）

(2) 避難区域等の設定に起因して病院等を休止する場合には、当該設定は医療法第8条の2第1項にいう1年を超えて病院等を休止する正当な理由に当たると解して差し支えないこと。

(3) 避難区域等から避難した先で新たに病院等を開設する場合には、医療法第12条第2項の許可を省略して、避難区域等に所在する病院等の管理者が新たに開設される病院等の管理者

となることを認めて差し支えないこと。

(4) 病院又は病床を有する診療所が、避難区域等から避難した患者を入院させる場合であって、現に入院医療の必要な患者がいるものの、近隣の病院又は診療所の受入体制が十分でない等の緊急時においては、平成23年3月通知の記3と同様の取扱いとして差し支えないこと。

(注)平成23年3月通知の記3は以下のとおり。(略)

3 病院等の管理者が、東日本大震災の被災地に赴いて医療活動に従事する場合において、当該病院等の開設者が、必要に応じて管理者に代わる医師を確保するとともに、あらかじめ医療の提供に係る責任を明確にするときは、管理者の変更手続きを省略して当該病院等における診療の継続を認めて差し支えないこと。

薬局ならびに店舗販売業及び配置販売業の業務を行う体制を定める省令におる取り扱いについて、所定の手続きは通常の手続きを行うことが可能となった場合は、速やかに通常、定められた手続きが行うこととされた。

●東北地方太平洋沖地震における被災者に係る被保険者証等の提示について(平成23年3月11日、厚生労働省保険局医療課事務連絡)

*

平成23年3月11日の東北地方太平洋沖地震による被災に伴い、被保険者証等を紛失あるいは家庭に残したまま避難していることにより、保険医療機関に提示できない場合等も考えられることから、この場合においては、氏名、生年月日、被用者保険の被保険者にあっては事業所名、国民健康保険及び後期高齢者医療制度の被保険者にあっては住所を申し立てることにより、受診できる取扱いとするので、その実施及び関係者に対する周知について、遺漏なきを期されたい。

なお、公費負担医療において医療券等を指定医療機関等に提示できない場合の取扱いについては、公費負担医療担当部署等より、事務連絡が発出される予定であることを申し添える。

●平成23年東北地方太平洋沖地震及び長野県北部の地震の被災に伴う保険診療関係等の取扱いについて(平成23年3月15日、厚生労働省保険局医療課・厚生労働省老健局老人保健課事務連絡)

*

平成23年3月11日の平成23年東北地方太平洋沖地震及び同月12日の長野県北部の地震による被災に伴う保険診療関係等の取扱いについては、当面、下記のとおり取り扱うこととしたいので、関係団体への周知を図るようお願いしたい。

また、被災のため、被保険者証等を家に残してきたまま避難している等の理由により、保険医療機関等に提示できない場合、受診できる取扱いとしていることについては、別紙のとおり連絡しているところであるので、併せて周知願いたい。

記

1. 保険医療機関等の建物が全半壊した場合の取扱い

保険医療機関である医療機関又は保険薬局である薬局の建物が全半壊等し、これに代替する仮

設の建物等(以下「仮設医療機関等」という。)において診療又は調剤等を行う場合、当該仮設医療機関等と全半壊等した保険医療機関等との間に、場所的近接性及び診療体制等から保険医療機関等としての継続性が認められる場合については、当該診療等を保険診療又は保険調剤として取り扱って差し支えないこと。

2．保険調剤の取扱い

(1) 被災地の保険薬局において、次に掲げる処方せん(通常の処方せん様式によらない、医師の指示を記した文書等を含む)を受け付けた場合においては、それぞれに掲げる事項を確認した上で、保険調剤として取り扱って差し支えないこと。

①保険者番号、被保険者証・被保険者手帳の記号・番号の記載がない場合

被災により、被保険者証、健康手帳等を保険医療機関に提示できなかった場合であること。この場合、保険薬局において、加入の保険及び被用者保険の被保険者等にあっては事業所名、国民健康保険の被保険者及び後期高齢者医療制度の被保険者にあっては住所を確認するとともに、調剤録に記載しておくこと。

②保険医療機関の記載がない場合

処方せんの交付を受けた場所を患者に確認すること。

なお、処方せんの交付を受けた場所が、救護所、避難所救護センターその他保険医療機関以外の場所であることが明らかな場合は、保険調剤として取り扱えないものであること。((3)参照)

(2) 患者が処方せんを持参せずに調剤を求めてきた場合については、事後的に処方せんが発行されることを条件として、以下の要件のいずれにも該当する場合には、保険調剤として取り扱って差し支えない。

ア 交通の遮断、近隣の医療機関の診療状況等客観的にやむをえない理由により、医師の診療を受けることができないものと認められること。

イ 主治医(主治医と連絡が取れない場合には他の医師)との電話やメモ等により医師からの処方内容が確認できること。

また、医療機関との連絡が取れないときには、服薬中の薬剤を滅失等した被災者であって、処方内容が安定した慢性疾患に係るものであることが、薬歴、お薬手帳、包装等により明らかな場合には、認めることとするが、事後的に医師に処方内容を確認するものとすること。

(3) 災害救助法に基づく医療の一環として、救護所、避難所救護センター等で処方せんの交付を受けたと認められる場合には、当該調剤に係る報酬は救護所の設置主体である県市町に請求するものであること。

ただし、災害救助法が適用されている期間内において処方せんが交付され、調剤されたものであること。

3．定数超過入院について

「厚生労働大臣の定める入院患者数の基準及び医師等の員数の基準並びに入院基本料の算定方法について」(平成18年3月23日保医発第0323003号)の第1の3において、保険医療機関が、医療法上の許可病床数を超過して入院させた場合の取扱いに係り、「災害等やむを得ない事情」の場合は、当該入院した月に限り減額の対象としないとされているところである。

附録│薬事関連における災害対応通知一覧

今般、被災地における保険医療機関の状況等を踏まえ、東北地方太平洋沖地震及び長野県北部の地震による被災者を受け入れたことにより超過入院となった保険医療機関にあっては、この規定にかかわらず、当面の間、同通知第1の2の減額措置は適用しないものとすること。

4．施設基準の取扱いについて

(1) 今般の東北地方太平洋沖地震及び長野県北部の地震に伴い、被災者を受け入れたことにより入院患者が一時的に急増等し入院基本料の施設基準を満たすことができなくなる保険医療機関及び被災地に職員を派遣したことにより職員が一時的に不足し入院基本料の施設基準を満たすことができなくなる保険医療機関については、「基本診療料の施設基準等及びその届出に関する手続きの取扱いについて」(平成22年3月5日保医発0305第2号。以下「基本診療料の施設基準等通知」という。)の第3の1(1)の規定にかかわらず、当面、月平均夜勤時間数については、1割以上の一時的な変動があった場合においても、変更の届出を行わなくてもよいものとすること。

(2) また、東北地方太平洋沖地震及び長野県北部の地震に伴い、被災者を受け入れたことにより入院患者が一時的に急増等した保険医療機関及び被災地に職員を派遣したことにより職員が一時的に不足した保険医療機関については、基本診療料の施設基準等通知の第3の1(3)及び(4)の規定にかかわらず、1日当たり勤務する看護師及び准看護師又は看護補助者(以下「看護要員」という。)の数、看護要員の数と入院患者の比率並びに看護師及び准看護師の数に対する看護師の比率については、当面、1割以上の一時的な変動があった場合においても、変更の届出を行わなくてもよいものとすること。

(3) 上記と同様の場合、DPC対象病院について、「厚生労働大臣が指定する病院の病棟における療養に要する費用の額の算定方法の一部改正等に伴う実施上の留意事項について」(平成22年3月19日保医発0319第1号)の第1の3(1)②に規定する「DPC対象病院への参加基準を満たさなくなった場合」としての届出を行わなくてもよいものとすること。

(4) (1)から(3)の届出を行わなくてもよいこととされた保険医療機関においては、被災者を受け入れたことにより入院患者が一時的に急増等したこと又は被災地に職員を派遣したことにより職員が一時的に不足したことを記録し、保管しておくこと。

(5) 被災地域以外の保険医療機関についても、(1)から(4)までを適用するものとすること。

5．診療報酬の請求等の取扱いについて

カルテ及びレセプトコンピュータの全部又は一部が汚損又は滅失し、診療報酬を請求できない場合の概算請求及び保険者等が特定できない場合の診療報酬請求書の記載方法等については、追って連絡する予定であること。

6．訪問看護の取扱いについて

(1) 訪問看護基本療養費(以下「基本療養費」という。)については、「訪問看護療養費に係る指定訪問看護の費用の額の算定方法の一部改正に伴う実施上の留意事項について」(平成22年3月5日保発0305第3号。以下「訪問看護療養費の算定方法の留意事項通知」という。)において、訪問看護指示書(以下「指示書」という。)に記載された有効期間内(6か月を限度とする。)に行った指定訪問看護(以下「訪問看護」という。)について算定する取扱いとされているところであるが、次の①から③のいずれにも該当する場合には、当該有効期間を超えた場合であっ

71

ても基本療養費を算定できるものとする。

①平成23年3月11日以前に主治医の指示書の交付を受けている利用者であること。

②医療機関等が東北地方太平洋沖地震及び長野県北部の地震に係る災害救助法の適用市町村に所在する場合（東京都内に存する場合を除く。）であって、被災のため主治医と連絡がとれず、平成23年3月12日以降指示書の交付を受けることが困難なこと。

③訪問看護ステーションの看護師等が利用者の状態からみて訪問看護が必要と判断し訪問看護を実施したこと。なお、患者が主治医と連絡がとれる目途がない場合には、速やかに新たな主治医のもとで適切な治療を続けられるような環境整備を行うよう配慮すること。

(2) 訪問看護管理療養費（以下「管理療養費」という。）については、訪問看護療養費の算定方法の留意事項通知において利用者に係る訪問看護計画書及び訪問看護報告書（以下「計画書等」という。）を主治医に提出するなど計画的な管理を継続して行った場合に算定する取扱いとされているところであるが、保険医療機関等が東北地方太平洋沖地震及び長野県北部の地震に係る災害救助法の適用市町村に所在する場合（東京都内に存する場合を除く。）であって、被災のため主治医と連絡がとれず、やむを得ず計画書等を主治医に提出することができない場合であっても、管理療養費の算定ができるものとすること。

(3) 健康保険法上、居宅において訪問看護を行った場合に、訪問看護療養費を算定する取扱いとされているところ。被保険者が東北地方太平洋沖地震及び長野県北部の地震に係る災害救助法の適用市町村に所在していた場合（東京都内に存する場合を除く。）であって、被災のため避難所や避難先の家庭等で生活している場合においても、訪問看護を行った場合にはこれを算定できるものとすること。

(4) 訪問看護ステーションは、前記(1)から(3)により訪問看護を実施した場合は、その旨を訪問看護記録書に記録しておくこと。

(5) なお、介護保険法に基づく訪問看護についても、上記と同等の取扱いとすること。

解説はなく文章の通りの対応をするべき。

●東北地方太平洋沖地震及び長野県北部の地震による被災者に係る一部負担金等の取扱いについて（平成23年3月15日、厚生労働省保険局医療課事務連絡）

＊

東北地方太平洋沖地震及び長野県北部の地震による災害発生に関し、一部負担金、入院時食事療養費又は入院時生活療養費に係る標準負担額及び訪問看護療養費に係る自己負担額（以下「一部負担金等」という。）の支払いが困難な者の取扱いについて、下記のとおりとするので、関係団体に周知を図るようよろしくお願いしたい。

記

1に掲げる者については、保険医療機関及び保険医療養担当規則（昭和32年厚生省令第15号）第5条及び第5条の2、保険薬局及び保険薬剤師療養担当規則（昭和32年厚生省令第16号）第4条、高齢者の医療の確保に関する法律の規定による療養の給付等の取扱い及び担当に関する基準（昭和58年厚生省告示第14号）第5条及び第5条の2並びに指定訪問看護の事業の人員及び運営

に関する基準(平成12年厚生省令第80号)第13条の規定により一部負担金等の支払いを受けることを、2に掲げる期間猶予することができるものとする。

1 対象者の要件

(1)及び(2)のいずれにも該当する者であること。

(1) 災害救助法(昭和22年法律第118号)の適用市町村のうち、

　①(市町村名略)

　②(市町村名略)

(2) 東北地方太平洋沖地震又は長野県北部の地震により、次のいずれかの申し立てをした者であること。

　①住家の全半壊、全半焼又はこれに準ずる被災をした旨

　②主たる生計維持者が死亡し又は重篤な傷病を負った旨

2 取扱いの期間

当面、5月までの診療分、調剤分及び訪問看護分について、5月末日まで支払を猶予する取扱いとする。

3 医療機関における確認等

(1) 1(2)の申し立てをした者については、被保険者証等により、住所が1(1)の市町村の区域であることを確認するとともに、当該者の1(2)の申し立ての内容を診療録の備考欄に簡潔に記録しておくこと。

　ただし、被保険者証等が提示できない場合には、

　①健康保険法及び船員保険法の被保険者及び被扶養者である場合には、氏名、生年月日、被保険者の勤務する事業所名、住所及び連絡先

　②国民健康保険法の被保険者又は高齢者の医療の確保に関する法律の被保険者の場合には、氏名、生年月日、住所及び連絡先(国民健康保険組合の被保険者については、これらに加えて組合名)を診療録に記録しておくこと。

(2) 本事務連絡に基づき猶予した場合は、患者負担分を含めて10割を審査支払機関等へ請求すること。

　なお、請求の具体的な手続きについては、追って連絡する予定であること。

　また、保険医療機関等が猶予した一部負担金等については、各保険者において減免・猶予等いただくよう保険局より依頼する予定である。

解説はなく文章の通りの対応をするべき。

●文書保存に係る取扱いについて(医療分野)(平成23年3月31日、厚生労働省医政局・医薬食品局・保険局事務連絡)

＊

今般の東北地方太平洋沖地震の発生に伴う建物の破損等により、関係法令において診療を行った際に作成し、一定期間保存すべきとされている文書等が失われた事例が想定される。

こうした事例については以下のとおり取り扱うこととするので、御了知の上、現地の実情を踏

まえ適宜対処するとともに、関係者への周知をお願いする。

　なお、滅失した文書の有無の確認及び本事務連絡に基づく対応については、直ちに実施することを求めるものではなく、医療機関等の復旧作業に着手可能な状況になった段階で実施することとして差し支えないことを申し添える。

記

１．震災により診療録等を滅失した場合の取扱い

　(1) 別紙に掲げる文書(民間事業者等が行う書面の保存等における情報通信の技術の利用に関する法律(平成16年法律第149号)等に基づき書面に代えて電磁的記録により保存を行うことができることとされている文書については電磁的記録を含む。以下「診療録等」という。)については、関係法令に基づき、医療機関等における保存が義務づけられている。

　　診療録等について、医療機関等において適切な管理の下保存していたにもかかわらず、今般の震災によりやむを得ず滅失した場合(電磁的記録により保存を行っている医療機関等にあっては電磁的記録の出力が不可能となった場合を含む。以下同じ。)には、関係法令に基づく保存義務違反には当たらないものと解すること。

　　なお、診療録等の一部に限り滅失した場合には、滅失していない部分について、引き続き、関係法令に基づき、適切に保存を行うこと。

　　また、別紙⑤の文書については、当該文書の全部又は一部を滅失した場合、医療法人は、滅失した文書の写しを都道府県又は厚生労働省から取り寄せ、保存すること。ただし、今般の震災により都道府県又は厚生労働省においてやむを得ず当該写しを滅失した場合にあってはこの限りでないこと。

　(2) 診療録等の全部又は一部を滅失した場合、医療機関等は、保存を行っていた場所、滅失した理由、滅失した文書の名称(一部を滅失した場合にはその範囲を含む。)等を記録した文書を作成し、保存すること。

　(3) 電磁的記録の出力が不可能となった磁気ディスク等については、個人情報の流出等の疑いが生じることのないよう留意の上、廃棄すること。

　(4) 診療録等のうち、患者の身体状況、病状、治療等について作成された文書を滅失した場合は、医療法第1条の4第2項や「診療情報の提供等に関する指針」(平成15年9月12日付け医政発第0912001号厚生労働省医政局長通知の別添)の趣旨を踏まえ、患者が来診した際にその旨を適切に説明するなど、医療従事者等と患者等との信頼関係の構築に向けて取り組むよう努めること。

２．診療録等の保存場所に係る取扱い

　医療機関等の中には、「診療録等の保存を行う場所について」(平成14年医政発第0329003号・保発第0329001号厚生労働省医政局長・保険局長連名通知)において示された基準(以下「外部保存基準」という。)に従って、診療録等の外部保存(作成した医療機関等以外の場所における保存をいう。以下同じ。)を行っている施設もあるものと考えられる。

　今般の震災に伴い、建物の破損等により、医療機関等において診療録等の保存を行う場所の確保、又は、外部保存基準を満たす施設の確保が困難となった場合には、以下の基準を満たした上で診療録等の外部保存(電気通信回線を通じて行うものを除く。)を行って差し支えないこと。ただ

附録 薬事関連における災害対応通知一覧

し、医療機関等において診療録等の保存を行う場所の確保、又は、外部保存基準を満たす施設の確保が可能となった場合には、速やかに保存場所を変更すること。

なお、電気通信回線を通じて行う診療録等の外部保存については、通常どおり、外部保存基準を満たす必要があること。

(1) 診療録等が診療の用に供するものであることにかんがみ、必要に応じて利用できる体制を確保しておくこと。

(2) 個人情報の保護に関する法律(平成15年法律第57号)等を遵守する等により、患者のプライバシー保護に十分留意し、個人情報の保護が担保されること。

(3) 外部保存は、診療録等の保存の義務を有する医療機関等の責任において行うこと。また、事故等が発生した場合における責任の所在を明確にしておくこと。

(別紙)

①医師法(昭和23年法律第201号)第24条の診療録

②歯科医師法(昭和23年法律第202号)第23条の診療録

③保健師助産師看護師法(昭和23年法律第203号)第42条の助産録

④医療法(昭和23年法律第205号)第21条第1項第9号、第22条第2号及び第22条の2第3号の診療に関する諸記録並びに第22条第3号及び第22条の2第4号の病院の管理及び運営に関する諸記録

⑤医療法第46条第2項の財産目録、第51条の2第1項の事業報告書等、監事の監査報告書及び定款又は寄附行為並びに同条第2項の書類及び公認会計士等の監査報告書

⑥覚せい剤取締法(昭和26年法律第252号)第28条第1項の帳簿

⑦麻薬及び向精神薬取締法(昭和28年法律第14号)第32条第3項の譲渡証、第38条第1項及び第39条第1項の帳簿並びに第50条の23第2項の記録

⑧歯科技工士法(昭和30年法律第168号)第19条の指示書

⑨薬事法(昭和35年法律145号)第46条第1項の毒薬及び劇薬の譲渡に係る文書、第49条第2項の処方せん医薬品の販売等に係る帳簿並びに第68条の9第3項の生物由来製品に関する記録

⑩薬剤師法(昭和35年法律第146号)第27条の処方せん及び第28条の調剤録

⑪外国医師等が行う臨床修練に係る医師法第十七条等の特例等に関する法律(昭和62年法律第29号)第11条の診療録、第12条の助産録、第14条の救急救命処置録及び第15条の指示書

⑫救急救命士法(平成3年法律第36号)第46条の救急救命処置録

⑬医療法施行規則(昭和23年厚生省令第50号)第30条の21及び第30条の22第1項の記録並びに第30条の23第1項及び第2項の帳簿

⑭保険医療機関及び保険医療養担当規則(昭和32年厚生省令第15号)第9条の診療録等

⑮保険薬局及び保険薬剤師療養担当規則(昭和32年厚生省令第16号)第6条の調剤録及び処方せん

⑯臨床検査技師等に関する法律施行規則(昭和33年厚生省令第24号)第12条の3の書類

⑰薬事法施行規則(昭和36年厚生省令第1号)第13条の薬局の管理に関する帳簿、第14条の医薬品の譲受等に関する記録

75

⑱歯科衛生士法施行規則(平成元年厚生省令第46号)第18条の歯科衛生士の業務記録

⑲医薬品の臨床試験の実施の基準に関する省令(平成9年厚生省令第28号)第26条の12、第34条及び第41条第2項の記録

⑳医師法第16条の2第1項に規定する臨床研修に関する省令(平成14年厚生労働省令第158号)第18条の帳簿

㉑医療機器の臨床試験の実施の基準に関する省令(平成17年厚生労働省令第36号)第45条、第53条及び第61条第2項の記録

㉒歯科医師法第16条の2第1項に規定する臨床研修に関する省令(平成17年厚生労働省令第103号)第18条の帳簿

解説はなく文章の通りの対応をするべき。

●おわりに

災害対応における通知一覧をまとめた。これまで通知の出た内容に関しては熟知しておく必要がある。これらを知っておくことで被災地内での医療提供、医薬品供給がスムーズに行えることとなる。

和文索引

アセスメント 12, 43
新たな防ぎえた災害死 3
安全 11
　──の3S 11

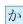

いざ くすりや 48
医薬品医療機器等法（第145号） 37
医薬品供給 16, 26
　──（急性期） 28
　──（超急性期） 26
医薬品供給活動 6
医薬品整理仕分け 6
医薬品調剤 16
医療管理 10
医療救護班 50
医療計画 60
医療支援 12
　──活動 4
医療搬送 58
医療費負担 39
医療法 60
医療用麻薬 40
意識レベル 19
一次トリアージ 12

患者情報収集 15

救急医療 9
胸膜摩擦音 21

健康管理の問題 4

呼吸の評価 20
公衆衛生的対応 4
広域医療搬送 58
広域災害・救急医療情報システム 1, 55
厚生労働省防災業務計画 55

災害医療 9
　──コーディネーター 58
　──等のあり方に関する検討会 1
　──認定薬剤師 7
災害救助法 52
災害拠点病院 55
災害時における医療体制の充実強化について 1
災害時におけるペットの救護対策ガイドライン 49
災害対策基本法 52
災害派遣医療チーム 1
災害薬事トリアージ 5, 14, 17, 23, 24

支援医薬品の3段階の供給体制 29
指揮 10
自覚症状の聴取 18
集積所の役割 31
循環の評価 22
常備医薬品の不足 3
情報収集 43
情報伝達 11
診療報酬の取り扱い 38
震災関連死に関する検討会報告書 3

全国災害ボランティア支援団体ネットワーク 51

体温 22
大規模災害時の処方箋および調剤 33
断続性ラ音 21

地域医療搬送 58
地域防災計画 52, 59
治療 13

トリアージ 12
統制 10
動脈血酸素飽和度測定 22
特例措置 33

に

二次トリアージ 12
日赤救護班 51

ハブとしての役割 31
バイタルサイン 19
パルスオキシメーター 21
阪神・淡路大震災 1
　──を契機とした災害医療体制の在り方に関する研究会 1
搬送 13

避難所アセスメントシート 45
東日本大震災 1
評価 12

ふ

フィジカルアセスメント 17, 19
プッシュ型供給 31, 32
プル型供給 31, 32
服薬管理状況 15
防ぎえた災害死 3

ほ

保健・公衆衛生活動 6

メディカルロジスティックス 16

薬剤師のための災害対策マニュアル 48
薬剤師の役割 4
薬剤師法施行規則第13条3-1 36
薬事関連通知 33

連携 10
連続性ラ音 21
連絡調整 10

ロジスティック支援 16

I

欧文索引

3 P 7,14
3 S 11
3 T 14
3 日分の医薬品備蓄と卸を通じた供給 6

assessment 12,43

certified pharmacist for disaster medicine 7
command & control 10
communication 11
CSCA PPP 10,17
CSCA TTT 10

DMAT (Disaster Medical Assistance Team) 1,51,56
　──標準薬剤リスト 34

EMIS (Emergency Medical Information System) 1,55

GCS (Glasgow Coma Scale) 20

JCS (Japan Coma Scale) 19
JMAT (Japan Medical Association Team) 51
JVOAD (Japan Voluntary Organizations Active in Disaster) 51

LQQTSFA 18

OTC 薬 6,23

pharmaceutical triage 14,23,24
PHARMACIST 44,48
PHDLS コース 7
PPP 7,14
preparation 15
provide medicines 16

safety 11
SCU (Staging Care Unit) 58
START 法 13
　──（変法） 12

transport 13
treatment 13
triage 12

II

災害薬事標準テキスト

ISBN978-4-907095-39-0 C3047

平成 29 年 8 月 1 日　第 1 版発行

監　修 ――― 一般社団法人 **日本集団災害医学会**

編　集 ――― 大　友　康　裕

発行者 ――― 山　本　美　惠　子

印刷所 ――― 三　報　社　印　刷 株式会社

発行所 ――― 株式会社 **ぱーそん書房**

〒101-0062 東京都千代田区神田駿河台 2-4-4 (5 F)
電話 (03) 5283-7009 (代表) /Fax (03) 5283-7010

Printed in Japan　　　　　　　　　　　© OTOMO Yasuhiro, 2017

・本書の複製権・翻訳権・上映権・譲渡権・公衆送信権（送信可能化権を含む）は
株式会社ぱーそん書房が保有します.

・**JCOPY** ＜出版者著作権管理機構 委託出版物＞
本書の無断複製は著作権法上での例外を除き禁じられています. 複製される場合
には，その都度事前に出版者著作権管理機構（電話 03-3513-6969，FAX 03-3513-
6979，e-mail：info@jcopy.or.jp）の許諾を得て下さい.